물만 끓여도 병이 낫는다

물만 끊어도 병이 낫는다

만병의 근원 수독을 없애는 100세 건강법

최용선 지음

라의눈

머리말

물水에 대한 맹신은 사이비종교보다 무섭다

환자들을 진료하다 보면 수독水毒이 쌓여 고생하는 분들이 의외로 많다는 것을 확인하곤 한다. 그런 분들에게 "물 좀 덜 마셔야 합니다."라고 말하면 대부분 의아한 표정을 짓는다. 대뜸 "물이 건강에 좋다는데, 왜 마시지 말라는 거죠?"라고 항의하듯 반문하는 분들도 있다.

왜 환자들이 그런 반응을 보이는지 이해 못할 것도 없다. 사람들은 물에 대해 거의 종교적 신념을 갖고 있다. 물을 많이 마시면 피가 깨끗해지고, 신진대사도 활발해지고, 불필요한 노폐물을 배출시켜 피부도 깨끗해진다 등등, 물의 좋은 점은 일일이 열거하기도 어려울 정도다.

마치 약속이라도 한 듯 의사와 전문가들이 나와 물의 중요성을 이야기하며 물을 가능하면 많이 마시는 것이 좋다고 이야기하니, 일반인들이 이를 철썩같이 믿고 따르는 것은 당연하다.

하지만 무엇이든 과하면 탈이 나는 법이다. 우리 몸은 스스로 균형을 찾기 위해 노력한다. 물이 부족하면 물이 부족하다는 신호를 보내 물을 마시게 한다. 굳이 일부러 물을 찾아 마실 필요가 없다. 그런데도 물을 하루에 몇 잔 마셔야 한다는 의무감에서 마치 과제를 달성하듯 열심히 물을 마시는 사람들이 점점 많아지는 추세다.

사람들이 옷을 사 입을 때 어떻게 하는가. 대부분 자기에게 어울리는지 이리저리 살펴보고, 입어 보면서, 굉장히 신중하게 선택한다. 그런데 먹거리에 대해서는 의외로 무심하다. 몸으로 들어가기 때문에 훨씬 중요함에도 "○○○가 몸에 좋다더라."라는 이야기를 들으면 이리저리 따져보지도 않고 무분별하게 받아들이는 경우가 많다. 또, 그 결과를 확인하려고도 하지 않는다.

세상의 모든 먹거리는 각자 고유의 성질과 맛을 가지고 있기에 그 먹거리와 반대되는 성질의 몸 상태를 가진 사람에게만 좋은 효과를 기대할 수 있다. 자석의 N극과 S극이 서로 끌리고, 남녀가 서로 끌리고, 추우면 따뜻한 것을 찾고, 더우면 찬 것을 찾듯이 말이다. 열이 많은 사람은 더위를 못 견디고, 몸이 냉한 사람은 추위를 많이 타듯이 같은 극

끼리는 서로 밀쳐낸다. 그래서 내 몸속과 비슷한 성질의 먹거리가 몸에 들어오면 당연히 거부하게 된다. 그중에서도 내 몸이 엄청난 거부감을 표하는 것이 있으니, 바로 '독'이다.

강한 독은 오히려 문제가 없다. 독성이 강한만큼 모두 다 조심하기 때문이다. 반면 약한 독은 누군가에게는 오히려 굉장히 좋은 약이 되기도 하므로, 모두에게 다 좋다고 착각하게 되어 더 위험하다. 나는 비위가 아주 강한 편은 아니어서, 비리거나 기름진 음식에는 고춧가루를 타 먹는다. 이때는 고춧가루가 아주 훌륭한 약이 된다. 하지만, 나는 심장과 소장의 온도가 높은 편이어서 너무 매운 음식은 독으로 작용한다. 가뜩이나 심장과 소장에 열이 많은데, 매운 음식을 먹으면 서로 상극이 되어 반드시 복통을 일으키기 때문이다.

물도 마찬가지다. 물이 우리 몸에 꼭 필요한 요소임은 분명하지만 필요 이상으로 섭취한 물은 독으로 변해 건강을 위협할 수 있다. 너무나도 당연히 배가 고프면 밥을 먹고, 배가 부르면 멈춰야 한다. 변을 보고 싶어야 보러 가고, 잠이 와야 잠을 잔다.

물도 갈증이 날 때 마셔야 자연스럽다. 갈증이 나지 않는데 억지로 마시는 것은 더운데도 옷을 껴입는 것과 같은 정말 어리석은 행동이다. 물은 불을 끈다. 기본적으로 성질이 차기 때문에 우리 몸에 들어와서도 열을 식히는 역할을 한다. 혈기왕성한 젊은이들은 찬물을 벌컥벌컥 들이켜 속 열을 끄려 한다. 하지만 나이 들어 소화기관의 열이 떨어진 노인들은 그 반대다. 물을 좋아하는 사람은 속에 열이 많고, 물이 잘 먹히지 않는 사람은 속이 냉한 것이다.

우리는 수분 과잉 섭취보다는 수분 부족을 염려하는 경우가 훨씬 많다. 하지만 임상 경험으로 보면 그 반대로, 수분 부족보다 수독이 쌓인 사람이 훨씬 많다. 정확한 통계자료는 없지만 임상학적으로 우리나라 사람의 70~80%는 수독으로부터 자유롭지 않다고 본다.

문제는 이미 수독이 쌓여 있는데도 계속 물을 섭취한다는 것이다. 수독이 쌓여 있다는 것은 필요 이상으로 물을 많이 섭취하거나 수분대사에 이상이 있음을 의미한다. 그런 상태에서 물을 계속 먹게 되면 결국 질병을 유발하게 된다.

수독으로 유발되는 질병은 수도 없이 많다. 만병의 근원이라 해도 과언이 아닐 정도다. 수독은 우리 몸 어디에든 생길 수 있다. 우리가 마신 물은 온몸 구석구석을 돌며 조직을 촉촉하게 만들고, 불필요한 노폐물을 배출시키는 역할을 한다. 그런데 어떤 이유에서든 물이 순환을 하지 못하고 정체되면 독으로 변하기 시작한다. 이 수독을 풀지 않고 방치하면 수독이 발생한 그 자리를 중심으로 문제가 생긴다. 피부에 수독이 걸리면 피부병이, 관절에 수독이 생기면 관절염이, 위나 장에 수독이 쌓이면 각종 위장장애가 나타난다.

수독이 이렇게 위험한데도 무조건 물을 많이 마시면 건강해진다고 생각하는 사람들이 많아 걱정스럽다. 물이 건강에 도움이 된다는 것은 어디까지나 수독이 없고 정상적으로 수분대사를 할 수 있는 사람들에 한한 이야기다. 수독이 있는 사람들은 필요 이상의 물을 마셔서는 안 된다.

수독으로 인해 질병이 생겼다면 수독을 풀어야 질병이 치료된다. 하지만 물을 맹신하는 사람들은 수독의 존재를 인정하지 않고 다른 데서 원인을 찾는다. 증상 위주로 병을 진단하고 치료하는데 대부분 큰 효과를 보지 못한다. 원인 치료를 하지 않기 때문이다. 좋다는 방법을 다 동원해도 효과를 보지 못하면 그제야 수독 치료를 시작한다. 수독이 원인인 병은 치료를 시작하자마자 빠르게 병세가 호전된다. 경험해보지 않은 사람은 믿기 어렵겠지만 오랫동안 환자를 치료하면서 확인한 사실이다.

지금부터라도 물의 양면성을 제대로 이해할 필요가 있다. 적절한 수분 섭취는 건강에 이롭지만 과하게 섭취한 물은 독이 될 수 있다. 또한 사람마다 필요로 하는 수분 섭취량이 다르므로 자신의 몸 상태를 정확하게 알고 적절한 수분 섭취를 하는 것이 중요하다.

지금까지 물이 무조건 좋다고 생각했던 분들은 무척 혼란스러울 것이다. 그 혼란을 가라앉힐 수 있도록 수독에 관한 모든 것을 책에 담았다. 수독이 왜 생기는지, 내 몸에 수독이 있는지 없는지, 수독을 예방하고 없애려면 어떻게 해야 하는지를 가능한 한 상세하게 설명했다. 부족한 책이지만 많은 사람들이 건강을 지키는 데 조금이라도 도움이 되기를 바란다.

차례

머리말 4

Chapter 1 우리는 너무 많이 마시고 있다

01 물, 억지로 마시면 독 된다 14
02 이럴 때 수독을 의심하라 22
03 내 몸 어디에 수독이 쌓였을까? 30
04 배를 보면 수독이 보인다 35
05 체형과 피부색깔로 보는 수독 유형 3가지 44

Chapter 2 몸속 '물'과 '열'의 상관관계

01 수독과 열독은 공존한다 50
02 절대 증상에 속으면 안 된다 59
03 수독도 가지가지, 처방도 가지가지 64
04 적당한 열은 훌륭한 해독제 78

Chapter 3 이런 병이라면 물이 문제다

01 관절염의 90%는 수독 때문이다 — 86
02 물이 차면 숨이 차다 — 100
03 여성질환의 숨겨진 원인 — 114
04 속 아픈 사람들의 공통점 — 138
05 물이 피부를 아프게 한다 — 149
06 그게 모두 수독 때문이었다 — 159

Chapter 4 물을 약으로 바꾸는 생활습관

01 하루 2리터의 강박증에서 벗어나라 — 178
02 국과 찌개를 멀리하라 — 186
03 수독을 해독하는 음식들 — 204
04 수영하지 말고 걸어라 — 217
05 스트레스가 수독을 부른다 — 229
06 수액주사가 독이 된다? — 241

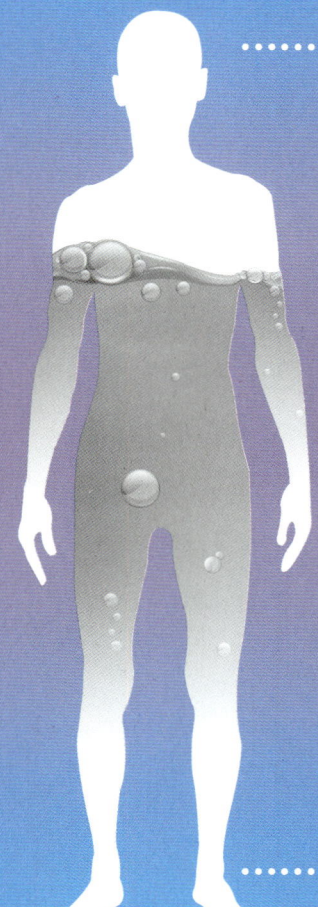

CHAPTER 1

우리는 너무 많이 마시고 있다

01

물,
억지로 마시면
독 된다

"전 원래 물을 잘 마시지 않는 사람인데 요샌 일부러 열심히 마셔요."

"하루 최소한 2리터는 마셔야 한다면서요?"

물을 충분히 마셔야 건강에 좋다는 말이 돌면서 일부러 물을 많이 마시려고 노력하는 사람들이 부쩍 늘었다. 일일이 양을 체크하면서 물을 마시는 사람들도 많고, 아예 생수병을 들고 다니는 사람들도 심심치 않게 눈에 띈다.

실제로 물은 우리 몸에서 아주 중요한 역할을 한다. 음식물을 섭취했을 때 위와 장에서 영양소를 흡수하는 데도 물이 필요하고, 이렇게 흡수한 영양소를 온몸 구석구석에 전달하는 역할도 물이 한다. 또한 우리 몸의 대사를 도와주는 각종 물질도 물이 없으면 잘 만들지 못하고 이를 필요한 곳에 전달하지도 못한다. 그뿐만이 아니다. 우리 몸에 독이 되는 불필요한 물질을 몸밖으로 배출할 때도 물이 없어서는 안 된다. 인체의 열을 흡수해 땀으로 배출함으로써 체온을 조절하는 것도 빼놓을 수 없는 물의 기능이다.

하지만 무엇이든 지나치면 탈이 나는 법이다. 우리 몸에 물이 부족하면 건강을 해칠 수 있지만, 이미 충분한데 자꾸 물을 더 마시면 필요 이상으로 물이 많아져 오히려 해가 될 수 있다. 우리 몸을 살려야 할 물이 제 기능을 하지 못하고 우리 몸을 병들게 하는 독으로 변질되는 것이다. 그럼에도 내 몸의 상태는 생각지 않고 무조건 물을 많이 마시려고 애쓰는 사람들을 보면 참으로 안타깝다.

지금부터라도 물을 제대로 알고 마셔야 한다. 왜 물이 독이 될 수 있는지를 이해하고, 몸에 좋은 물과 몸에 나쁜 물이 어떻게 다른지만 알아도 건강을 위해 마신 물이 독이 되는 어처구니없는 일을 막을 수 있다.

🥛 몸에 좋은 물 vs 몸에 나쁜 물

우리 몸을 구성하는 가장 많은 물질은 '물'이다. 사람마다 개인차가 있지만 적게는 체중의 45~75%를 물이 차지한다. 일반적으로 근육양이 많을수록 체중에서 물이 차지하는 비율이 낮다. 상대적으로 근육양이 적은 아이들이나, 노인들이 몸에서 물이 차지하는 비율이 높다.

물은 머리부터 발끝까지 없는 곳이 없다. 하지만 조직별로 수분함유량을 살펴보면 신장, 심장, 폐, 비장, 근육의 순으로 수분함유량이 높고, 지방조직이나 뼈는 수분함유량이 낮다.

우리 몸 필요한 곳에 필요한 만큼 있는 물은 좋은 물이다. 한의학에서는 우리 몸에 좋은 물을 '진액津液'이라 부른다. 진액은 인체 내부에 존재하는 모든 수분을 통칭한다. 우리 몸이 생명을 유지하고 기능을 하기 위해서는 기氣와 혈血이 잘 순환되고, 각종 대사활동이 원활해야 한다. 기혈순환과 대사활동에 필요한 수분과 그 과정에서 분비되는 분비물, 즉 혈액, 임파액, 조직액, 땀, 콧물, 침, 눈물, 정액 등이 모두 진액에 포함된다.

옛 의학서에서는 진액을 '진津'과 '액液'으로 구분했다. 진은 비교적 맑은 체액으로 주로 피부와 근육에 분포되어 피부와 근육을 촉촉하고 탄력 있게 하는 역할을 한다. 액은 진에 비해 탁하고 주로 관절, 뇌수, 눈, 귀, 코, 입 등에 분포되어 해당 기관을 촉촉하고 건강하게 만드는 역할을 한다. 날씨나 기후 등 외부환경이 바뀌면 우리 몸은 음양의 균형을 유지하기 위해 탄력적으로 외부에 적응하는데, 이때 진과 액은 서로 바뀌어 가며 음양균형 유지에 중요한 역할을 한다.

이처럼 진액은 우리 몸이 정상적으로 기능하는 데 없어서는 안 될 좋은 물이다. 진액이 부족하면 여러 가지 문제가 발생할 수 있다. 피부의 진액이 부족하면 피부가 탄력을 잃고 푸석푸석해지기 쉽다. 관절에 진액이 부족하면 관절을 굽히고 펴는 것이 힘들어지고, 눈에 진액이 부족하면 눈이 건조하고 시력이 떨어질 수 있고, 코와 입에 진액이 부족하면 순환기가 건조해 호흡이 불편해지고, 입이 말라 각종 세균이 구강 내에 쉽게 번식할 수 있는 위험이 커진다.

진액이 부족한 것도 문제지만 필요 이상으로 너무 많아도 문제다. 인체에 존재하는 진액은 혈액이나 림프액처럼 우리 몸에 유익한 액체이지만, 진액이 되지 못한 불필요한 체액은 몸밖으로 배출되어야 정상이다. 그런데 불필요한 체액이 몸밖으로 배출되지 못하고 체내에 남아 있으면 독이 되어 우리 몸을 병들게 할 수 있다. 한의학에서는 이를 '담음痰飮'이라 한다. 담음은 단순한 물 찌꺼기나 노폐물이 아닌 만병의 원인이라 해도 과언이 아니므로 개인적으로는 '담음'보다는 '수독'이 더 적절한 표현이라 생각한다.

이미 수독으로 고생하는 분들이 많다. 진료를 하다 보면 수독이 쌓여 있는데도, 몸에 좋은 줄 알고 물을 많이 마셔 건강을 더 해치는 분들을 많이 본다. 이런 분들은 대부분 물을 적게 마시고, 몸에서 남아도는 물을 적절히 이용하거나 빼주기만 해도 상태가 호전된다. 물론 오랫동안 수독을 방치해 수독이 굳어진 상태라면 전문적인 해독치료가 필요하지만 더 이상 불필요한 물을 과잉 섭취하지 않는 것만으로도 수독으로 인한 병은 좋아질 수 있다.

🥛 어떻게 물은 독이 될까?

 필요 이상으로 물을 많이 마셨다고, 그 물이 바로 독이 되는 것은 아니다. 원래 우리 몸은 스스로 수분을 조절할 수 있는 능력을 갖고 있다. 몸에 물이 부족하면 어떤 형태로든 신호를 보내 물을 섭취하도록 하고, 불필요한 물이 많으면 소변이나 땀 등으로 배출한다.
 하지만 지속적으로 물을 과잉 섭취하면 우리 몸 특히 신장에 과부하가 걸려 쓰고 남은 물을 제대로 배출하지 못할 수 있다. 몸밖으로 나오지 못하고, 몸속에 정체되어 있다 보면 서서히 독으로 변한다. 흐르지 못하고 고여 있는 물이 썩는 것과 같은 이치다.
 처음에는 수독이 쌓인 부위의 기능이 떨어지는 것으로 증상이 나타나지만, 나중에는 조직이 허물어지면서 상처가 나거나, 물혹이나 각종 종양이 생기기도 하고, 그 주위에 피가 몰려오지 않아 온도가 떨어지고 심지어는 암세포도 생긴다. 내가 치료한 암환자들을 통해서 암이 있는 부위에 상당한 양의 담음이 있다는 것을 확인했다.
 꼭 물을 많이 섭취하지 않아도 수독이 생길 수 있다. 수분대사 기능에 문제가 있는 경우다. 수분대사에 가장 중요한 장기는 신장이다. 신장이 제 기능을 못하거나 기혈순환 장애로 진액순환이 잘 되지 않으면 수분대사에 문제가 생긴다. 이런 상태에서는 물을 적게 마셔도 배출이 잘 되지 않기 때문에 수분이 정체돼 수독으로 변하기 쉽다.

수독은 방치하면 할수록 독성이 강해진다. 우리 몸속 특정 부위에 물이 정체되어 있으면 주변에서 생성된 노폐물이 그쪽으로 흘러들어온다. 노폐물이 많아질수록 정체되어 있는 물은 걸쭉해지고, 부패되는 속도도 빨라진다. 그만큼 정체되어 썩은 물에서 나오는 독소도 많아질 수밖에 없다.

일단 몸속에 수독이 쌓이기 시작하면 우리 몸은 더 수독이 생기기 쉬운 환경으로 변한다. 수독이 쌓인 부분은 기혈순환이 잘 안 돼 물이 정체되기가 더 쉽다. 수분대사 기능도 더 떨어져 물을 적게 마셔도 수분이 정체돼 수독이 또 쌓이는 악순환이 반복될 수 있다.

이처럼 수독이 생기는 과정은 복합적이다. 지나친 수분 섭취가 원인이 될 수도 있고, 수분대사를 관장하는 장기의 문제일 수도 있고, 전체적인 순환 장애가 수독을 만들고 더 악화시킬 수 있다. 하지만 분명한 것은 필요 이상으로 과잉 섭취한 물은 몸에 좋은 진액이 아닌 독이 될 가능성이 크다는 것이다. 또한 어떤 원인에 의해 수독이 생겼든, 수독이 생긴 이후에는 지나친 수분 섭취가 수독을 더욱 악화시키므로 필요 이상으로 수분을 섭취하지 않도록 각별히 조심해야 한다.

수독의 형태는 다양하다

　수독의 대표적인 형태는 담음으로 나타난다. '수독=담음'이라 생각해도 큰 문제는 없지만 수독의 형태는 담음만으로는 다 설명할 수 없을 정도로 다양하다.

　수독은 농도에 따라 수水, 습濕, 담痰으로 구분할 수 있다. 수水는 말 그대로 액체인 물의 상태이고, 습濕은 물이 약간 증발해 안개 같은 상태를 의미한다. 담痰은 물이 노폐물과 섞여 걸쭉하게 뭉친 것을 말한다. 수水와 습濕은 물 이외의 다른 노폐물이 많이 섞이지 않은 상태로, 독성이 없다고 생각할 수도 있지만 그렇지 않다. 우리 몸에 필요한 진액 외의 물은 다 수독이나 마찬가지다.

　하지만 수水와 습濕보다는 아무래도 담痰이 더 독성이 강하다. 한의학에는 십병구담十病九痰이라는 말이 있다. 10가지 질병 중 9가지가 담으로 생긴다는 말로, 그만큼 담이 우리 몸에 나쁜 영향을 미친다는 것을 의미한다.

　흔히 몸 어딘가가 결리고 아프면 '담이 들었다.'고 말한다. 실제로 담은 불필요한 물이 정체되어 다른 노폐물과 섞이면서 걸쭉해지고 단단해져 기혈순환과 정상적인 수분대사를 방해하므로 통증을 유발한다. 수독 중 수와 습은 정체된 경우도 있지만 보통 기혈순환에 따라 이동하는 경향이 있다. '통증이 돌아다니면서 여기저기가 아프다.'라는 경우가 여기에 속한다. 하지만 수와 습도 공간이 있는 곳에서 오래 정체되면 담으로 바뀐다. 이 담은 끈끈하기 때문에 수, 습보다는 증상이 더 강하게 나타난다.

담과 더불어 음飮도 수독의 또 다른 형태다. 담이 불필요한 물이 여러 가지 원인으로 걸쭉하게 뭉친 형태라면 음은 마신 물이 온몸으로 잘 퍼지지 못하고 정체돼 생긴 수독이라 할 수 있다. 따라서 담의 색깔이 탁하다면 음은 상대적으로 맑은 빛을 띤다. 한의학에서는 담과 음을 합해 담음이라 흔히 부르는데, 담과 음은 같은 수독이라도 생기는 원인과 치료법이 조금 다르기 때문에 구분해서 이해하는 것이 좋다.

02

이럴 때
수독을
의심하라

    수독은 분명 만병의 근원이다. 그럼에도 엑스레이나 CT, MRI와 같은 검사에서는 수독이 나타나지 않기 때문에 아직까지는 수독을 눈으로 보여줄 방법이 마땅치 않다. 물론 수독이 아주 오랜 시간에 걸쳐 돌덩어리처럼 단단하게 굳은 상태라면 CT나 MRI에서 뭉친 형태가 희미하게 보일 수도 있다. 또한 수독의 한 형태인 물혹이 CT나 MRI로 나타나기는 하지만 극히 일부분에 불과하다. 대부분의 수독은 양방검사로는 잘 보이지 않는다.

수독은 비록 눈에 보이지는 않지만 분명한 증상으로 나타나기 때문에 우리 몸에 수독이 있는지 없는지를 아는 것은 그리 어렵지 않다. 수독과 관련된 증상은 매우 다양하다. 사람에 따라 호소하는 증상이 조금씩 다르긴 하지만 많은 사람에게서 공통적으로 나타나는 대표 증상들은 다음과 같다.

유난히 잘 붓는다

잠을 자는 동안에는 수분대사를 비롯한 우리 몸의 모든 대사기능이 약해진다. 그래서 누구나 자고 일어나면 조금씩 붓기 마련이다. 그런데 유난히 잘 붓는 사람들이 있다. 물을 조금 마시고 잔 다음날이면 얼굴이 퉁퉁 부어 오후가 되어야 빠지기도 하고, 라면이라도 먹고 잔 날에는 차마 눈뜨고 보기 어려울 정도로 퉁퉁 붓는다.

이처럼 평소 잘 붓는다면 수독을 의심해봐야 한다. 부종은 수독의 가장 대표적인 증상 중의 하나다. 일반적으로 몸이 잘 붓는 사람은 하루에 1~2kg이 왔다갔다 할 정도로 체중 변화가 큰 편이다. 근육이 늘어난 것이면 하루 사이에 1~2kg이 늘었다 줄었다 할 수 없다. 물을 마시거나 야채나 과일 등 수분이 많은 음식을 섭취해 체중이 증가한 것이어서 소변으로 물을 배출하기만 해도 늘어났던 체중이 줄어든다.

여성들 중에서 물만 먹어도 살이 찐다는 분들이 많다. 상당수는 맞지 않는 말이다. 물만 먹었다는 분들에게 하루에 먹은 음식을 모조리 적어보게 하면 하루에 필요한 열량보다 더 많은 열량을 섭취한 경우가 허다하다.

하지만 정말로 물만 먹었는데도 살이 찌는 경우가 있다. 이런 분들은 대부분 잘 붓는 분들이다. 우리 몸은 수분대사를 통해 몸에 좋은 진액이 아닌 불필요한 체액을 소변이나 땀을 통해 배출한다. 그런데 수분대사가 원활하지 않으면 수분이 배출되지 못해 몸이 붓는다. 부은 상태에서 더욱 수분대사가 안 돼 더 많은 수분이 몸에 축적되면 몸이 붓다 못해 살이 찐 것처럼 체중이 불어난다. 간혹 '부은 게 살이 됐어요.'라며 자신의 비만을 항변하는 사람들이 있는데, 전혀 근거 없는 말은 아니다.

부종이 심하지 않더라도 물렁물렁한 물살이거나 피부를 눌렀을 때 움푹 들어가 잘 나오지 않는다면 몸속에 수독이 쌓여 있을 가능성이 크다. 근육에 적당량의 수분이 있으면 윤기가 돌고 탄력이 있지만 너무 과하면 오히려 탄력을 잃는다.

추위를 많이 탄다

수분대사가 원활하지 않은 사람들은 대부분 피부에도 물이 걸려 있는 경우가 많다. 보통 몸에 불필요한 물이 너무 많으면 소변으로 배설하는 것 외에도 땀구멍을 열어 땀으로 배출한다. 그런데 피부 개폐 기능이 약하면 땀구멍 여닫기가 제대로 되지 않아 땀이 배출되지 못하고 피부에 축적된다. 이렇게 피부에 갇힌 물은 점점 걸쭉해지고 단단해져 땀구멍을 막아 시간이 지날수록 피부에 더 많은 물이 고이게 된다. 심해지면 물이 정체된 곳에서 피부병이 생기기도 한다.

물은 대체적으로 성질이 차갑다. 열과 만나 뜨거운 물도 있지만 물의 기본적인 성질은 서늘하고 차갑다. 그런 물이 몸의 제일 바깥쪽인 피부에 걸려 있으니 추위를 많이 탈 수밖에 없다.

피부에 물이 많은 사람들은 바람도 싫어한다. 바람을 맞으면 한기를 더 느끼기 때문이다. 수독이 많은 사람은 겨울 찬바람은 말할 것도 없고, 더운 바람조차 싫어한다. 열이 많은 사람은 겨울에도 찬바람을 시원하다고 느끼는데, 물이 많은 사람은 상상도 할 수 없는 일이다. 통통한 체형에 평소 추위를 잘 타고 바람을 싫어한다면 수독이 쌓여 있을 확률이 90% 이상이다.

소변이 시원하지가 않다

수분대사의 가장 중요한 기능이 소변을 배설하는 것이다. 물을 많이 마셔도 불필요한 물을 시원스럽게 소변으로 배출할 수 있는 사람들은 수독이 잘 쌓이지 않는다.

성인의 경우 하루에 소변으로 배설하는 양은 개인마다 차이가 있지만 평균적으로는 1,000~1,500ml 사이면 정상이다. 물 마시는 양에 따라 차이가 나겠지만, 하루에 소변을 보는 횟수는 평균적으로 4~6회 정도이고 8회 이하는 정상으로 본다. 3~4시간에 한 번씩 요의를 느끼면 수분대사에 문제가 없으니 안심해도 된다.

하지만 소변을 본 지 불과 10분도 채 지나지 않았는데 또 소변을 보고 싶거나 물을 많이 마시지 않았는데도 1시간 간격으로 자주 소변을 보거나 소변을 보고 난 후에도 시원하지가 않다면 수분대사에 이상이 있다는 신호다. 수분대사의 중추적인 역할을 하는 장기가 신장과 방광인데, 이 장기가 약해지면 아무래도 소변을 시원하게 보기가 어렵다.

소변으로 불필요한 수분을 충분히 배설하지 못하면 그만큼 수독이 쌓일 위험도 커진다. 문제는 수분대사 기능이 약한데도 건강에 좋다는 이야기를 듣고 물을 자꾸 마시는 분들이 많다는 것이다. 가뜩이나 신장과 방광이 약해 수분대사가 잘 안 되는데, 물을 많이 마시면 그 물은 약이 아니라 틀림없이 독이 된다. 자주 요의를 느껴 화장실을 들락거려도 물을 마신 만큼 시원하게 소변을 보지 못하니 몸에 물이 차곡차곡 쌓여 결국 수독이 되고 만다.

소변의 양 못지않게 소변 색깔도 주의 깊게 살펴볼 필요가 있다. 우리 몸에 물이 부족하면 소변 색깔이 진하다. 반면 몸에 물이 많을수록 소변 색깔이 연하다. 물을 많이 마시고 소변을 보면 소변 색깔이 연하다 못해 물처럼 투명할 때가 있는데, 이는 몸속에 이미 물이 충분하다는 것을 의미한다. 물을 마셔도 진액을 만드는 데 쓰이는 것이 아니라 그냥 소변으로 배설된다고 보면 된다. 소변이 시원하지 않고, 소변 색깔마저 투명하다는 것은 수독이 쌓이고 있다는 증거나 다름없다.

여기저기 안 아픈 데가 없다

특별한 이유도 없이 몸 여기저기가 쑤시고 아프다면 수독이 쌓여 있을 가능성이 아주 높다. 통증이 생기는 원인은 아주 다양하다. 서양의학에서는 신경에 염증이 생겼을 때 통증이 발생하는 것으로 보고 있지만 십수 년 동안 환자들을 진료하면서 수독이 더 큰 원인이라고 확신하게 되었다. 한의학에는 '통즉불통 불통즉통通則不痛, 不通則痛'이라는 말이 있다. '통하면 아프지 않고, 통하지 못하면 아프다'란 의미로 수독과 연결시켜도 충분히 의미가 통한다. 수독이 쌓여 있는 부분은 기혈순환은 물론 다른 순환대사가 잘 이루어지지 않는다. 수독이 순환을 방해해 그 부분이 막히니 통증이 생기는 것은 당연지사다. 실제로 환자들이 호소하는 80~90% 정도의 통증은 수독을 없애면 자연스럽게 사라지는 경우가 많다. 신체 어느 부위에 생긴 통증이든 상관없다. 양방검사상 아무 문제가 없는데 어깨, 팔, 다리, 등, 머리와 기타 어느 부위에서든 통증을 느끼고 통증이 지속된다면 십중팔구 수독이 원인이다.

통증 중에서도 관절통은 특히 수독과 더 밀접한 관련이 있다. 비가 오면 뼈 마디마디가 쑤시고 아프다는 분들이 많은데, 궂은날에는 관절에 물이 더 많아져 통증이 가중되는 것이라 보면 된다.

수독으로 인한 통증의 특징은 가만히 있으면 아프다가도 걷거나 몸을 움직이면 덜한 경우가 꽤 있다는 것이다. 대표적인 예가 아침에 눈 떠서 첫발을 디딜 때 발바닥 통증을 느끼다가 걷다보면 괜찮아지는 경우이다. 이는 몸을 움직이면 정체되어 있던 물이 퍼져 미약하게나마 기혈순환이 원활해지기 때문이다. 밤에 통증이 더 심해지는 것도 비슷한 이유다. 잠을 자는 동안에는 우리 몸도 잠을 잔다. 최소한의 기능만 활성화시키고, 장기들도 휴식을 취하기 때문에 아무래도 각종 순환대사가 활발하지 않다. 그러다 보니 수독으로 막혀 있던 부위가 더 정체돼 통증이 심해지는 것이다.

몸이 무겁고 기분이 우울하다

기본적으로 수독이 많이 쌓여 있으면 젖은 옷처럼 몸이 축축 늘어지고 무겁다. 하지만 수독이 많으면 몸만 붓고 아픈 것이 아니다. 마음도 축축 처지고 우울해진다.

몸은 마음을 담는 그릇이다. 수독으로 몸이 불편하고 아프면 마음도 병이 든다. 물론 수독이 있다고 다 우울해하는 것은 아니지만 임상경험으로 미루어 볼 때 수독이 기분에도 상당 부분 영향을 주는 것은 분명하다.

비가 오는 날은 왠지 기분이 처진다. 햇볕을 쬐면 양기세로토닌 호르몬가 활발해져서 기분이 좋아지는데 비가 오면 햇볕을 쪼일 수가 없어 기분이 우울해지는 것이다. 햇볕을 쬘 수 없다는 것 외에 물도 한 몫을 한다. 비로 인해 습도가 높아지면 피부나 호흡기를 통해 알게 모르게 수분을 흡수해 몸도 무거워지고 기분도 우울해질 수 있다.

사실 몸과 마음은 동전의 양면이다. 서로 밀접하게 영향을 주고받는다. 몸이 아프면 기분이 우울해질 수 있고, 반대로 우울하거나 스트레스를 받으면 기혈순환이 정체돼 몸이 아플 수 있다. 이처럼 몸과 마음은 서로 연결되어 있기 때문에 수독으로 인해 몸이 불편하고 아프면 기분이 처지고 우울해지는 것은 당연하다.

03

내 몸 어디에
수독이
쌓였을까?

　우리 몸에 수독이 쌓여 있으면 잘 붓고, 추위를 많이 타거나 소변을 시원하게 보지 못하고, 통증을 자주 느끼거나 몸이 무겁고 기분이 우울한 증상이 나타날 수 있다. 수독의 대표적인 증상은 한두 가지만 나타날 수도 있고, 여러 가지 증상이 한꺼번에 나타나기도 한다.

　또한 수, 습, 담과 같은 수독은 전신에 걸쳐 생길 수도 있고, 어느 특정 부위에 집중적으로 수독이 쌓일 수도 있다. 어느 부위에 수독이 있느냐에 따라 나타나는 증상도 다르다. 수독이 많이 쌓여 있으면 증상도 더욱 심하게 나타나고, 적극적인 치료가 필요한 질병으로 진행되기도 한다.

🥛 전신, 팔, 다리

전신에 생기는 증상은 상당 부분 수독이 있을 때 나타나는 대표 증상과 유사하다. 피부에 수독이 걸리면 붓고 시리고 저리며 물사마귀, 기미, 건선, 각질, 티눈 등 각종 피부병이 생긴다. 또한 추위를 많이 타고, 바람을 싫어하는 증상도 나타난다.

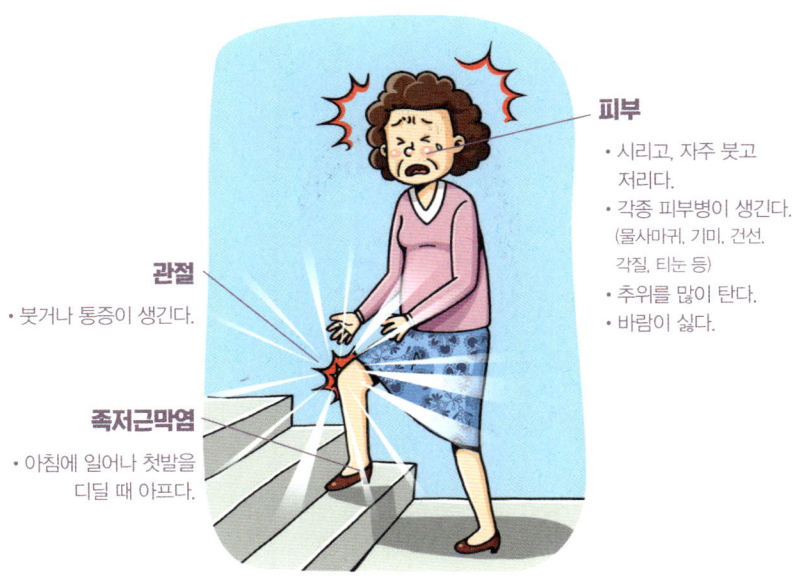

또한 수독이 관절에 쌓이면 붓거나 통증이 생기는데 날씨가 흐리면 더 심해지는 경향이 있다. 아침에 일어나서 첫발을 디딜 때 통증을 느낀다면 이 또한 수독이 원인인 경우가 많다.

머리, 얼굴

두피부터 눈, 코, 귀, 목까지 머리에 있는 신체기관과 피부 모두 수독이 쌓일 수 있는 부위다. 순수하게 수독만 쌓여도 다양한 증상들이 나타날 수 있고, 때로는 열독과 결합해 각종 증상을 유발하기도 한다.

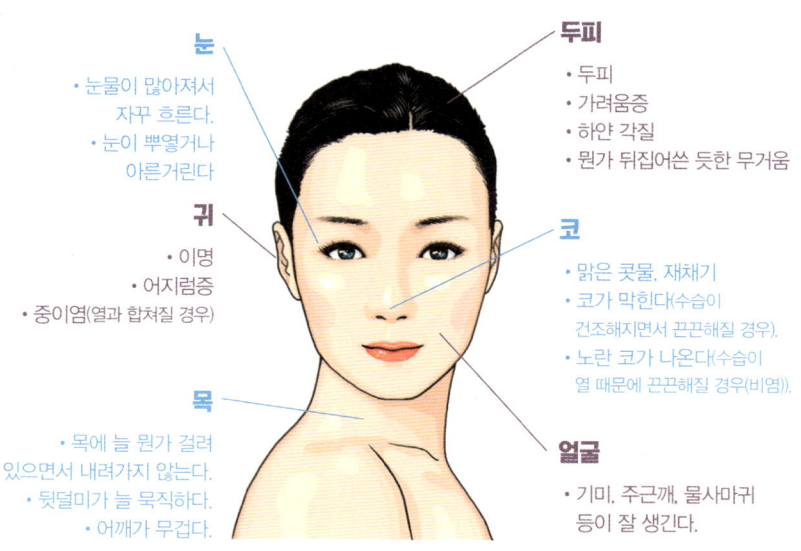

🥛 가슴

　가슴 부위에는 소화기관의 시작점인 식도와 코로 들이마신 공기를 폐로 보내주는 기관지, 심장, 폐 등이 있다. 이 부위에도 수독이 쌓이기 쉽다. 식도의 경우 수독이 쌓이면 음식물이 걸려 잘 내려가지 않고, 심장에 수독이 쌓이면 심장이 커지고, 심장이 제 기능을 하지 못해 숨이 찬 증상이 나타난다. 폐도 심장과 더불어 수독이 쌓이기 쉬운 장기인데, 폐나 기관지에 수독이 쌓이면 호흡이 거칠어지고, 호흡을 할 때 소리가 나고, 천식, 가래가 생기기 쉽다. 열과 합해지면 기관지염, 폐렴 등이 되기도 한다.

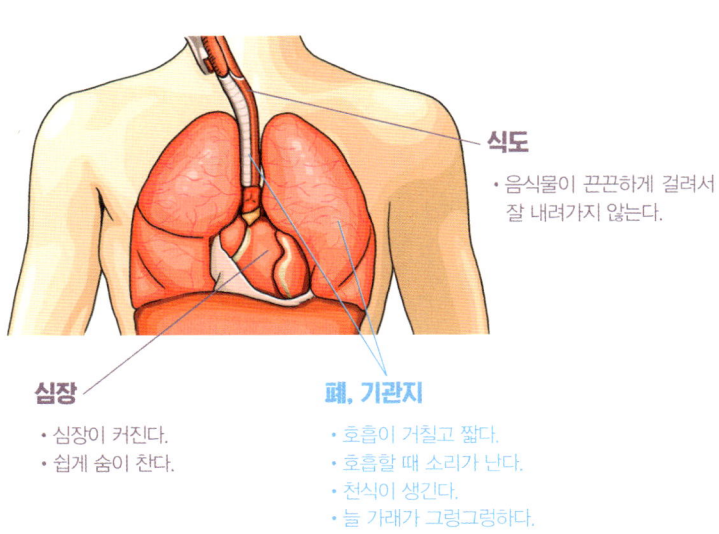

식도
- 음식물이 끈끈하게 걸려서 잘 내려가지 않는다.

심장
- 심장이 커진다.
- 쉽게 숨이 찬다.

폐, 기관지
- 호흡이 거칠고 짧다.
- 호흡할 때 소리가 난다.
- 천식이 생긴다.
- 늘 가래가 그렁그렁하다.
- 열과 합쳐지면 기관지염, 폐렴이 된다.

🥛 복부

신체 부위 중에서도 복부는 수독이 쌓이기 쉬운 부위 중 하나다. 위장부터 소장, 대장에 수독이 쌓이면 각종 위장장애 증상이 나타난다.

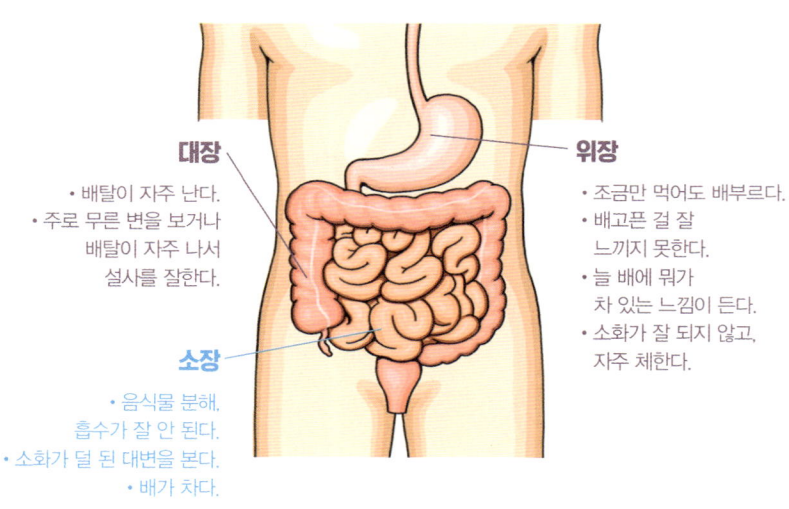

대장
- 배탈이 자주 난다.
- 주로 무른 변을 보거나 배탈이 자주 나서 설사를 잘한다.

위장
- 조금만 먹어도 배부르다.
- 배고픈 걸 잘 느끼지 못한다.
- 늘 배에 뭐가 차 있는 느낌이 든다.
- 소화가 잘 되지 않고, 자주 체한다.

소장
- 음식물 분해, 흡수가 잘 안 된다.
- 소화가 덜 된 대변을 본다.
- 배가 차다.

04

배를 보면
수독이
보인다

증상만 잘 살펴봐도 몸에 수독이 쌓여 있는지를 알 수 있다. 앞에서 소개한 수독의 대표적인 증상들 중 어느 하나만 나타나더라도 수독이 있을 위험은 충분하다. 대표적인 증상들이 모두 있다면 100% 수독이 있다고 봐도 무방하다.

하지만 좀 더 확실히 수독을 진단하기 위해서는 복진이 필요하다. 극히 드물지만 수독이 아닌 다른 원인에 의해서도 수독의 대표적인 증상이 나타날 수 있기 때문이다. 환자가 호소하는 증상을 듣고 수독이 의심스러울 때 복진을 하면 정확하게 수독을 진단할 수 있다.

🥛 왜 복진을 해야 하는가?

한의학에서는 환자를 진찰할 때 사진四診을 한다. 사진이란 눈으로 보고望, 귀로 듣고聞, 입으로 묻고問, 손으로 맥을 집어切 진단하는 것이다. 한 마디로 오감을 동원해 환자의 상태를 살펴보고 진단하는 것이 사진이다.

사진 중 절진切診은 단순히 맥을 잡는 것만을 의미하지 않는다. 손목이나 발목, 목 등의 맥을 잡는 맥진脈診 외에도 신체 각 부위를 만지거나 눌러서 증세를 진단하는 안진按診, 배 이곳저곳을 눌러 진찰하는 복진腹診도 절진에 해당한다.

망진과 문진은 겉으로 드러나는 환자의 상태와 증상을 파악하는 데는 큰 도움이 되지만 속에 숨어서 잘 드러나지 않는 증상들까지 파악하기에는 역부족이다. 그래서 한의학에서는 환자도 잘 모르는 숨은 증상을 찾아내기 위해 맥을 짚거나 신체 부위를 만지거나 누르는 절진을 해왔다. 그 동안 환자들을 진료하면서 절진 중에서도 복진이 숨은 증상을 가장 정확하게 찾는다는 것을 확인할 수 있었다.

흉복부에는 인체의 주요 장기가 다 모여 있다. 흉복부를 눌러보는 복진은 오장육부의 상태를 직접 살피고 어떤 장기에 문제가 있는지를 알 수 있으므로 중요하다. 같은 증상이라도 위장에 문제가 있을 수도 있고, 간에 문제가 있을 수도 있으므로 복진을 통해 정확한 원인을 파악해야 환자에게 딱 맞는 처방을 할 수 있다.

보통 사람 몸을 손에 꽤 힘을 주어 눌렀을 때 어느 부위가 아프다면 그 부위에 문제가 있는 것으로 보아도 무방하다. 이를 이용한 것이 복진이다. 복진은 모든 질병을 진단하는 데 필요한 진단법이지만 수독이 있는지를 진단하는 데도 효과적이다. 복부에는 '수분혈'이란 혈자리가 있는데, 이 부위를 눌렀을 때 아프면 90% 수독이 있다고 보면 된다. 수독이 많은 사람은 수분혈을 살짝만 눌러도 통증을 호소한다. 반면 수독이 없는 사람은 힘을 주어 세게 꾸욱 눌러도 아파하지 않는다. 빠른 속도로 쿡쿡 찌르면 모두 다 아파하므로 천천히 지그시 꾸욱 눌러야 한다.

🥛 수분혈, 신경락 그리고 복직근

수독을 진단하기 위해 복진을 할 때 꼭 눌러봐야 하는 혈자리가 '수분혈水分穴'이다. 수분혈은 배꼽 바로 위에 위치한 혈로, 이름처럼 수액 대사의 정상 여부를 확인할 수 있는 혈穴이다.

사실 한의학에서 수분혈은 그리 중요하게 보는 혈이 아니었다. 수독을 연구하기 전에는 나도 이 혈을 잘 몰랐다. 그런데 복진을 하다보면 수분혈을 눌렀을 때 아파하는 사람들이 많았다. 그때부터 수분혈에 관심을 갖고 연구하기 시작했다.

해부학적으로 수분혈 아래는 소장이 지나가는 자리이다. 소장은 음식물을 분해해서 상당량의 물과 탁한 것은 대장으로 보내고, 소량의 물과 맑고 정미로운 물질들은 몸안으로 흡수하는 역할을 한다. 소장은 이와 같이 음식물을 소화 흡수하는 뜨거운 장기인데, 소장에 물이 너무 많으면(기본적으로 물은 열을 떨어뜨린다) 소장의 온도가 떨어지므로, 소장이 제 기능을 하지 못한다.

소장에 물이 많이 고였을 때, 수분혈을 눌러보면 통증을 느끼게 된다. 가장 물이 쌓이기 힘든 소장에 물이 쌓여 있다면 위장, 대장에는 더 많은 물이 고여 있다고 봐도 무방하다. 수독이 가장 먼저 쌓이게 되는 곳이 소화기관이므로, 수분혈을 눌렀을 때 통증이 있다면 우리 몸에 수

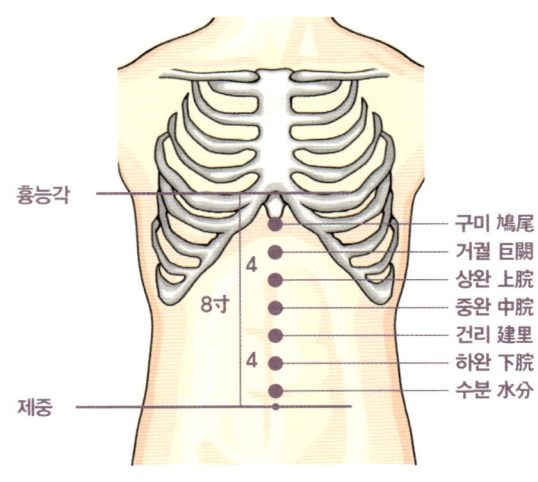

| 수분혈의 위치 |

독이 쌓이고 있다는 증거로 삼을 수 있다.

수분혈을 집중적으로 연구하다 보니 수분혈을 눌렀을 때 아픈 사람들은 대개 복부의 신경락도 같이 아프다는 것을 발견했다. 신경락은 우리 몸의 기혈이 지나다니는 통로인 경락 중 신장과 밀접한 관련이 있는

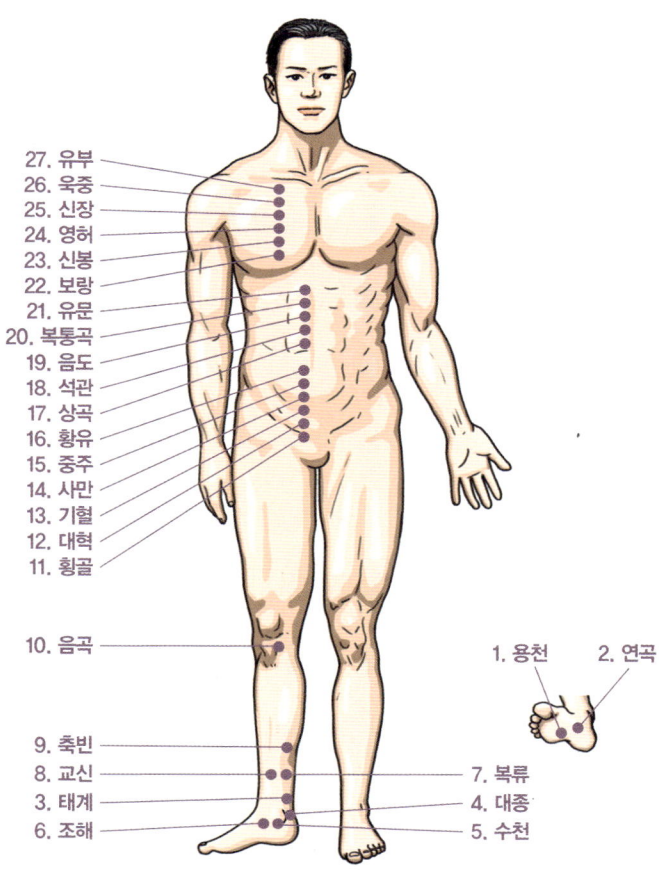

| 신경락(족소음 신경) |

경락으로 정확한 이름은 '족소음 신경'이다. 신경락은 새끼발가락 아래에서 시작해 족심용천혈을 지나 하지의 안쪽 뒷면을 따라 꼬리뼈 끝부분에서 척추 안을 타고 올라가 신장을 통과하고 방광과도 연결된다. 뿐만 아니라 더 위로 올라가면서 간, 폐, 심장과도 연결되지만 가장 심도 깊게 연결된 장기가 신장이어서 신경락이라 불린다.

수독이 있는지 여부를 알 수 있는 혈자리가 수분혈이라면, 수분을 조절하는 주요 장기는 '신장과 방광'이다. 신장과 방광의 기능이 떨어져서 수분 배출이 원활하지 않으면, 역시 몸에 수독이 쌓이게 되는데, 이때 복부의 신경락을 눌러보면 통증을 느끼게 된다. 수분혈을 눌렀을 때 아프면 신경락도 함께 아픈 이유가 다 이 때문이다. 둘 다 수분대사와

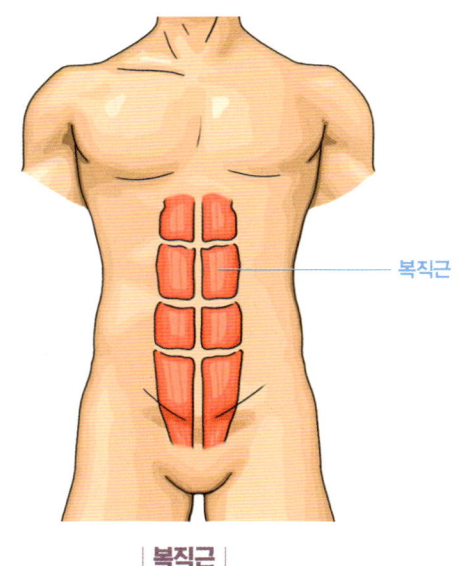

| 복직근 |

관계가 있으므로 수분혈과 수분혈 바로 옆을 지나가는 신경락 모두 아픈 경우가 대부분이다.

복진을 할 때 수분혈, 신경락과 함께 꼭 짚어보는 곳이 있다. 바로 '복직근'이다. 복직근은 '배곧은근'이라고도 불리며, 앞쪽 배 벽을 이루는 세로로 길게 이어진 근육이다. 배꼽을 중심으로 양쪽으로 나란히 위치한다. 복직근의 안쪽 경계는 신경락의 흐름과 거의 일치한다. 간혹 근육에 수독이 많으면 복직근이 딱딱해져 눌렀을 때 잘 안 들어가고, 환자는 통증을 호소하는 경우가 있다. 수독이 풀리면 경직되었던 복직근도 한결 부드러워진다.

🥛 복탄력, 수독을 측정하는 또 다른 바로미터

복진을 할 때 통증과 함께 주의 깊게 살피는 것이 복탄력이다. 복탄력은 기본적으로 몸이 허한지, 실한지를 가늠하는 중요한 기준이 된다. 눌러보았을 때 탄력이 없고 흐물흐물하면 몸이 허하고, 탄력이 있으면 실할 가능성이 크다. 그렇다고 무조건 복탄력이 강하다고 실하고 튼튼하다고 보면 안 된다. 몸이 실해서 탄력이 좋을 수도 있지만 몸에 불필요한 노폐물이 많아도 탄력이 강할 수 있기 때문이다.

복탄력 강도는 1부터 5까지 5단계로 구분한다. 단계가 올라갈수록 복탄력이 강하다. 객관적으로 복탄력을 수치화시키기는 어렵다. 전적

복탄력 강도	느낌
1	눌러보았을 때 흐물흐물하며 쑥 들어간다. 움푹 들어간 상태가 비교적 오래 유지된다.
2	피부가 물컹물컹 힘이 없고 1단계보다는 덜하지만 비교적 잘 들어가는 편이다. 눌렀을 때 밀어내는 힘이 느껴지지 않는다.
3	적당한 탄력이 느껴진다. 누를 때 밀어내려는 저항이 있지만 강하지 않다.
4	누르면 들어가기는 하지만 저항이 세다.
5	세게 눌러도 잘 들어가지 않는다.

| 복탄력 측정 기준 |

으로 눌러보았을 때의 느낌에 의존해야 하기 때문이다. 하지만 대략적인 기준은 있다. 지금까지 복진을 하면서 경험적으로 정리한 기준인데, 이 기준을 참조하면 자신의 복탄력이 어느 정도인지 대략적으로나마 알 수 있을 것이다.

복탄력 그 자체만으로는 수독 여부를 판단하기 어렵다. 하지만 수분혈과 신경락을 눌렀을 때 통증이 있다면 수독의 유형을 구분하기 위해서 꼭 복탄력을 측정해보아야 한다.

복탄력은 너무 약하지도 세지도 않은 3 정도가 가장 좋다. 복탄력이 3 이하면 대부분 근육량이 부족하다. 수독이 있으면서 복탄력이 1~2인 사람들은 근육은 없고 물만 많은 유형이다. 반대로 복탄력이 4나 5일 경우 통증이 없다면 근육이 많은 것이지만, 통증이 있다면 걸쭉하거나 단단하게 뭉친 수독이 많은 것이다.

눌렀을 때 통증이 있다는 것은 이미 수독 찌꺼기가 있다는 것을 의미한다. 복탄력과 통증의 강도는 비례하지 않는다. 하지만 통증이 있으면서 손이 잘 들어가지 않을 정도로 탄력이 강하다면 그만큼 수독이 오래 방치돼 단단하게 굳어 있다는 것이므로 더 경계해야 할 필요가 있다. 수독은 방치하면 할수록 독성이 강해지고, 해독하기도 쉽지 않기 때문이다.

05

체형과
피부색깔로 보는
수독 유형
3가지

수독이 있으면 몸이 잘 붓는다. 그래서인지 수독 환자들 중에는 통통한 분들이 많다. 수독의 대표적인 증상을 호소하면서 피부가 하얗고 통통한 분이라면 수독이 많이 쌓여 있을 가능성이 크다. 하지만 단순히 통통하고 피부가 하얗다는 것만으로 수독을 진단하면 위험하다. 마른 체형이거나 피부색깔이 검더라도 수독이 있는 경우가 많기 때문이다.

수독을 진단할 때 체형과 피부색깔을 살펴 수독 유형을 구분하는 것은 의미가 있다. 수독을 효과적으로 없애고, 다시 수독이 쌓이지 않도록 하려면 수독의 유형을 구분하고, 그에 적합한 치료를 해야 하기 때문이다.

수독 유형은 체형과 피부색깔을 기준으로 검고 통통한 유형, 희고 통통한 유형, 희고 마른 유형, 세 가지로 구분할 수 있다. 자신이 어떤 유형에 해당하는지를 알면 수독이 생긴 원인을 파악하는 데도 도움이 된다.

희고 통통한 유형

가장 많은 유형이다. 피부가 하얗고 통통한 체형은 일반적으로 수독도 많지만 지방 등의 찌꺼기도 어느 정도 있는 사람들이다. 전체적으로 통통하지 않고, 배만 집중적으로 통통해도 이 유형에 속한다. 배가 통통하고 하얗다면 의심할 여지없이 '희고 통통한 유형'이라 할 수 있다.

이런 유형들은 기본적으로 물도 많이 마시고, 음식도 많이 먹는다. 우리가 의식하지 못해서 그렇지 음식물에도 수분이 많이 포함되어 있다. 특히 채소나 과일 등은 수분 함량이 매우 높다. 그러니 불필요한 물이 많아져 수독이 잘 생기는 것이다.

이런 유형은 수독만 없애서는 안 된다. 찌꺼기도 함께 빼주어야 한다. 비만이 수분대사를 비롯한 각종 순환대사를 방해하기 때문에 살을 빼지 않고서는 효과적으로 수독을 없애기 어렵기 때문이다.

다이어트 할 때 주의해야 할 점은 체중이 줄었다고 반드시 지방과 찌꺼기가 빠진 것은 아니라는 것이다. 희고 통통한 유형은 워낙 물이 많기 때문에 물만 빼도 체중이 준다. 이런 경우 다시 물을 마시거나 식사만 해도 금방 원래 체중으로 돌아간다.

희고 통통한 유형의 경우 다이어트를 할 때 수분대사를 방해하는 체지방을 줄이는 것이 핵심이다. 수독을 빼면서 체지방을 함께 없애야 수분대사가 원활해지면서 수독이 다시 쌓이지 않는다.

희고 마른 유형

보통 마른 사람들은 몸에 열이 많다. 그래서 희고 통통한 유형에 비해 희고 마른 유형은 수독이 많지 않은데, 언제나 그런 것은 아니다. 겉으로 보기에는 말랐는데 속으로 지방이 많이 쌓인 마른 비만이 있듯이 말랐어도 수독이 많은 사람들이 있다. 이런 사람들은 '희고 마른 유형'에 해당한다.

'희고 마른 유형'은 수독은 있지만 근육도 없어 복탄력이 약한 편이다. 말랐어도 누르면 쑥 들어가고 피부도, 살도 흐물흐물 탄력이 없다. 근육은 없고 수독만 많아 전체적으로 기운이 부족하고 축 처진 느낌이다.

이런 유형들은 수독은 빼면서 근육을 만들어주어야 한다. 수분대사를 비롯한 각종 대사활동은 기본적으로 에너지를 필요로 한다. 적정 수준의 근육이 없으면 에너지가 부족해 대사활동이 원활하지 않기 때문에 적절한 영양섭취로 근육을 만들고 기운을 북돋아주어야 한다.

검고 통통한 유형

수독의 형태는 다양하다. 순수하게 물의 형태에 가까운 수독이 있는가 하면 배출되지 못한 노폐물과 결합된 걸쭉하고 단단한 형태의 수독이 있다. 이런 수독이 피부에 있으면 피부가 검게 보인다.

피부는 노폐물을 배출하는 중요한 통로다. 그런데 수독이 피부가 숨을 쉬지 못하도록 꽉 막고 있으니 노폐물이 빠져 나가지 못하고 피부층에 정체돼 피부 색깔이 칙칙하고 검게 변한다.

이런 유형은 신장과 방광의 기능을 강화시키는 것만으로는 효과적으로 수독을 없애기 어렵다. 막힌 피부를 뚫어주는 처방을 같이 해야 한다. 또한 희고 통통한 유형과 마찬가지로 수독과 함께 찌꺼기도 빼주어야 또 다시 수독이 쌓이지 않을 수 있다.

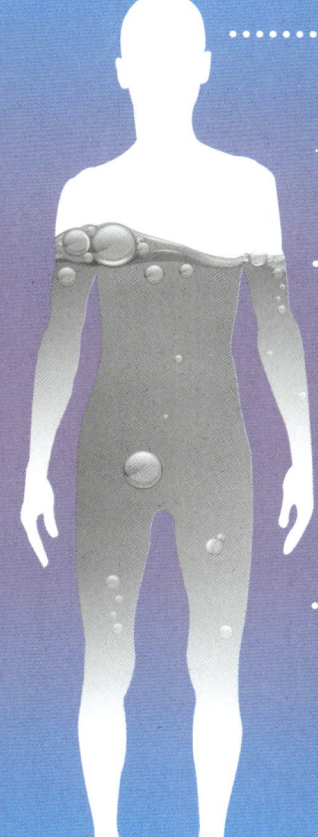

CHAPTER 2

몸속 '물'과 '열'의 상관관계

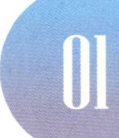

수독과 열독은 공존한다

몸에 물이 많아 수독이 쌓인 사람은 열이 없어 냉하다고 생각하기 쉽지만 꼭 그렇지는 않다. 수독이 있는데도 열이 많은 사람들이 허다하다. 실제로 환자들을 진료하다 보면 수독만 있는 환자는 그리 많지 않다. 거의 대부분의 환자가 수독과 열독을 함께 갖고 있다.

물과 열은 성질이 완전히 다른데 어떻게 수독과 열독이 공존할 수 있을까? 비밀을 풀기 위해서는 수분대사에 중추적 역할을 하는 장기와 독소를 없애는 장기, 열을 만드는 근원이 되는 장기를 이해해야 한다.

🥛 신장의 열, 수독의 근원

수분대사를 관장하는 장기가 바로 '신장'이다. 신장은 강낭콩처럼 생기고, 색깔이 팥과 같은 적갈색이어서 '콩팥'이라고도 불린다. 신장은 등쪽 갈비뼈 양쪽에 하나씩 2개가 있으며 요관을 통해 방광과 연결되어 있다. 신장과 방광은 마치 종이의 겉면과 속면처럼 아주 밀접하게 붙어 있는 장부이다. 한의학에서는 방광의 기능과 역할이 모두 신장의 기능과 역할과 연결된 것으로 본다.

신장은 기본적으로 혈액 속에 있는 노폐물들을 걸러내 소변을 만들고 배출하는 역할을 한다. 수분은 일반적으로 혈액 속에 포함되어 우리 몸 곳곳을 순환한다. 심장에서 나와 온몸 구석구석을 돌다보면 혈액이 각종 노폐물과 섞여 탁해질 수밖에 없는데, 이런 노폐물을 배출하는 것이 신장이다. 신장에는 작은 모세혈관이 엉켜 있는 '사구체'라는 기관이 있는데, 온몸을 돌아 신장으로 들어온 혈액 중 노폐물을 걸러내는 여과기 같은 역할을 한다. 노폐물과 같은 찌꺼기는 걸러 소변으로 배출시키고, 깨끗해진 혈액은 다시 우리 몸이 필요로 하는 곳으로 보낸다.

우리 몸에 필요 이상으로 넘쳐나는 물도 일종의 노폐물이다. 우리가 물을 마시면 그 물은 여러 통로를 거쳐 신장으로 간다. 우리 몸에 물이 많아 더 이상의 물이 필요 없으면 신장에 모인 물은 노폐물과 함께 소변이 되어 배출된다. 반면 우리 몸에 물이 부족하면 사구체로 노폐물을 걸러내고 깨끗하게 물을 정화해 다시 물이 필요한 곳으로 보낸다.

이처럼 신장은 수분대사에 있어 결정적인 역할을 하기 때문에 신장에 문제가 생기면 불필요한 수분과 노폐물을 걸러내지 못해 수독이 생길 수밖에 없다. 예전 너무 가난해서 잘 먹지 못했던 시절에는 몸이 냉한 것에 초점을 맞춘 것이 사실이다. 잘 먹어야 몸에 열이 나는데 워낙 먹지를 못하니 몸이 냉한 사람들이 많았기 때문이다. 하지만 우리 몸 각 장기는 차갑지도 뜨겁지도 않은 적절한 온도가 필요하다. 신장뿐만 아니라 모든 장기는 차갑거나 열이 많으면 약해져 제 기능을 하지 못한다. 신장이 약해지는 원인은 다양하지만 한의학에서 가장 중요하게 보는 원인은 '열'이다.

고기를 불판에 올려놓으면 육즙이 빠져나가면서 익는다. 웬만큼 익었는데도 계속 구우면 육즙이 완전히 빠져나가면서 바짝 마르게 된다. 인체도 마찬가지다. 장기에 열이 많으면 서서히 조직이 마른다. 촉촉해야 할 장기가 바짝 말라 건조해질수록 장기는 약해진다. 특히 물을 관장해야 할 신장은 열이 많으면 더 좋지 않다.

문제는 열로 인해 신장이 망가져도 처음에는 별다른 증상을 느끼지 못한다는 것이다. 흔히 간을 침묵의 장기라고 하는데, 신장은 더욱 그렇다. 웬만큼 아픈 것은 내색도 하지 않고 잘 버틴다. 그래서 열이 신장을 바짝 말려 상당 부분 망가질 때까지 신장에 문제가 있는 줄도 모르고 지내는 분들이 적지 않다.

신장에 열이 생기는 이유 또한 다양하다. 열을 많이 발생시키는 음식을 지나치게 많이 섭취한 것이 원인일 수도 있고, 체질적으로 신장에 열이 몰려 있을 수도 있다. 또한 서양의학에서는 종종 고혈압을 비롯한 질병을 치료하기 위해 이뇨제를 처방하는데, 이뇨제를 오래 복용하면 신장을 건조하게 만들어 결국 제 기능을 하지 못하게 한다. 이뇨제뿐만 아니라 대부분의 양약들이 오장육부와 신체기관에 좋지 않은 영향을 미친다.

열로 망가진 신장을 회복시키지 않고 수독을 없애기란 밑 빠진 독에 물을 붓는 것과 마찬가지다. 한약으로 몸에 쌓인 수독을 없애도 신장이 망가져 수분대사를 제대로 하지 못하는 상태니 수독이 또 쌓이기 때문이다. 따라서 근본적으로 수독을 없애고 다시 생기지 않도록 하려면 신장을 위협하는 열독을 제거해 신장 기능을 정상화시켜야 한다.

신장열 못지않게 무서운 간열

간은 기본적으로 우리가 생명을 유지하고 활동하는 데 필요한 에너지를 관리하는 센터 역할을 한다. 장에서 흡수한 영양소를 저장하거나, 우리 몸에 필요한 다른 물질로 가공해 온몸의 세포로 분배하거나, 알부민을 비롯한 우리 몸에 꼭 필요한 단백질을 만든다.

이 밖에도 간이 하는 일은 많다. 호르몬을 분해하고 대사하는 작용, 담즙을 만들어 지방의 소화를 돕는 역할, 면역력을 높이고 살균작용 등을 한다. 또한 간이 하는 일 중 빼놓을 수 없는 중요한 기능이 해독작용이다.

간은 해독을 주관하는 장기다. 사실 우리 몸에는 끊임없이 독소가 유입된다. 우리가 매일 먹는 음식을 통해서도 상당한 양의 독소가 들어오고 술이나 담배, 약물도 독소와 다름없다. 간이 건강하면 웬만한 독소는 해독작용을 거쳐 소변과 대변으로 배출되지만 간의 기능이 약하면 해독이 잘 안 된다. 또한 간에 큰 문제가 없더라도 한꺼번에 많은 양의 독소가 유입되면 과부하가 걸려 간이 지치고 피로해진다. 과음 후에 며칠간은 술을 마시지 말라는 것도 이 때문이다. 독소를 처리하느라 간이 지칠 대로 지쳐 있는데, 계속 독이나 다름없는 술을 마시면 간이 감당을 못하고 병이 난다.

간의 기능이 저하되면 수독을 비롯한 독소를 제대로 해독하지 못해 각종 질병이 생길 수 있다. 간 건강을 위협하는 요인들은 많지만 '열'을 가장 중요하게 본다. 간은 특히 열이 쌓이기 쉬운 장기이다. 몸에 유입된 모든 독소가 일단 간에 모이기 때문이다. 독소에서 발생하는 열이 간을 건조하게 말려 간 기능을 약화시키는 것이다.

간 역시 신장처럼 웬만큼 아파서는 신음조차 내지 않는 침묵의 장기다. 간에 열이 쌓이고 쌓여 조직이 마르고 기능이 저하되어도 참고 견딘다. 그래서 간을 건강하게 유지하려면 특별한 이상 징후가 없더라도 간에 열이 쌓이지 않도록 신경써야 한다.

　간에 열이 쌓이지 않게 하는 가장 좋은 방법은 몸에 유입되는 독소를 최소화하는 것이다. 과음이나 폭음을 피하고, 불필요한 약물을 남용하지 않는 것은 기본이다. 음식도 과자나 라면처럼 식품첨가물이 많이 들어가고 기름에 튀긴 것은 피하는 것이 좋다. 이런 음식들은 독소 덩어리나 마찬가지이기 때문이다.

　스트레스도 간을 뜨겁게 만든다. 보통 화가 나면 심장에 열이 쌓이는데, 간도 감정의 영향을 많이 받는다. 스트레스로 화가 나거나 분노가 치밀어 오르면 간에 열이 쌓여 쉽게 피로를 느낀다. 스트레스를 전혀 받지 않고 살기는 불가능하다. 스트레스를 받을 때마다 바로 바로 풀어주려고 노력하면 간에 쌓이는 열을 최소화할 수 있다.

🥛 열독의 근원은 위장에서 시작된다

　열이 꼭 나쁜 것은 아니다. 적당한 열은 에너지와도 같다. 오장육부와 신체기관은 냉하면 움츠러들어 자기 역할을 충실히 하지 못한다. 차가운 음식을 먹으면 배탈이 나거나 추운 날 밖에 있으면 온몸이 위축돼 움직이기 힘들어지는 것도 같은 이유 때문이다.

　오장육부와 신체기관이 활발하게 움직일 수 있으려면 적당한 열이 필요하다. 하지만 필요 이상으로 많은 물은 약이 아니라 독이 되듯이 열도 마찬가지다. 알맞은 열은 오장육부와 신체기관이 움직일 수 있는 에너지와 같은 역할을 하지만 필요 이상으로 열이 많으면 역효과가 난다. 열로 인해 오히려 오장육부와 신체기관이 건조해지고 세포가 쪼그라들어 제 기능을 하지 못한다.

우리 몸에 필요한 열을 만드는 장기는 '위장' 등의 소화기관이다. 우리가 먹은 음식은 위장에서 잘게 부수어지고 위액에 녹는 과정에서 열을 발생시킨다. 위장에 적당한 열이 있으면 소화를 돕고 기운도 돋우지만 너무 과하면 신장을 망가뜨린다. 신장뿐만 아니라 위장 주변에 있는 다른 장기들까지 열에 노출돼 약해지기 쉽다.

과도한 열을 줄이려면 위장의 열부터 줄여야 한다. 위열은 음식을 많이 먹을수록 더 많아진다. 그런데 기본적으로 위에 열이 있는 사람들은 열이 음식물을 녹여 소화가 잘 되기 때문에 쉽게 배고픔을 느낀다. 이미 위장에 열이 찰대로 차 있는데도 배고픔에 음식물을 더 섭취하면 그만큼 더 많은 열이 발생하는 악순환을 되풀이하게 된다.

그렇다고 무조건 안 먹는 것도 방법은 아니다. 위열이 많아지는 것이 무서워 안 먹으면 신장, 간장 등의 오장육부가 움직일 수 있는 에너지가 없어 오히려 독을 빼지 못한다. 수독을 빼는 데 앞장서야 할 신장과 열독을 비롯한 다른 여러 가지 독을 빼내야 할 간장이 제 기능을 하지 못하기 때문이다.

위열은 너무 많지도, 너무 모자라지도 않은 것이 좋다. 그 적정선을 유지하는 것이 쉬운 일은 아니지만 건강을 위협하는 열독을 없애려면 늘 하루에 필요한 만큼만 음식물을 섭취하려는 노력이 필요하다. 특히 인스턴트식품, 기름진 고열량 식품, 과자, 빵 등은 열을 많이 발생시키는 음식이므로 주의해야 한다.

열독이 수독을 더욱 단단하게 만든다

열독이 수분대사를 관장하는 신장을 망가뜨린다는 것도 문제지만 열독은 이미 형성된 수독을 더욱 단단하게 만드는 데 결정적인 역할을 한다. 처음 생긴 수독의 형태는 거의 물에 가깝다. 그런 수독에 열이 가해지면 수분이 날아가면서 가래처럼 끈끈한 형태로 변한다. 그 상태에서 계속 열이 가해지면 점점 더 수분이 날아가면서 결국 단단한 돌처럼 굳는다. 이런 과정을 거치면서 요로결석, 담석 등의 돌이 생기게 된다.

이처럼 열독은 수독을 더욱 악화시키고 신장을 망가뜨리므로 수독을 없애려면 열독도 함께 없애야 한다. 수독을 빼면서 신장 기능을 약화시켰던 열을 꺼주어야 한다. 신장을 위협하는 열독을 빼지 않고 수독만 빼면 또 다시 수독이 쌓이기 때문이다.

하지만 수독이 워낙 많이 쌓여 있을 때는 열독 약을 써도 잘 안 듣는다. 수독이 기혈순환이 되는 통로를 막고 있어서이다. 이때는 수독부터 먼저 없애 길을 터주어야 한다. 막혀 있는 곳이 얼마 안 될 경우에는 며칠 혹은 1~2주 만에 길이 뚫리기도 하지만 워낙 수독이 많고 단단하게 뭉쳐 있을 경우에는 몇 달 동안 수독만 빼는 치료를 해야 할 때도 있다.

그도 그럴 것이 수독이 돌처럼 단단하게 뭉치기까지는 꽤 많은 시간이 걸린다. 돌처럼 딱딱한 수독을 없애려면 처음의 수독 형태인 액체로 만들어야 한다. 수독을 제거하는 약재로 수독을 불려 말랑말랑하게 만들고, 다시 말랑말한 수독을 액체 상태로 만들어 소변으로 배출하게 만들어야 없앨 수 있다. 그만큼 오랜 시간이 걸릴 수밖에 없다.

절대 증상에 속으면 안 된다

흔히 수독이 많으면 몸이 냉하고, 열독이 많으면 몸이 뜨거울 것이라 생각한다. 물론 대부분의 수독과 열독은 함께 있다. 그럼에도 수독과 열독 중 수독이 더 많으면 전체적으로 몸이 냉하고, 열독이 더 많으면 뜨거울 것이라 짐작한다.

하지만 몸에 나타나는 증상만으로 수독인지 열독인지를 단정 지을 수는 없다. 몸에 수독이 많아도 열이 날 수 있고, 열독이 많은데도 수독이 있을 때처럼 추위를 탈 수 있기 때문이다.

뿐만 아니라 물水과 불火은 서로 상극이면서도 통한다. 한의학에서 진한가열眞寒假熱, 진열가한眞熱假寒이라는 말이 있다. 진한가열은 병의 본질은 한증인데 증상은 열증과 비슷하게 나타나는 것을, 반대로 진열가한은 병의 본질은 열증인데 증상은 한증과 비슷하게 나타나는 것을 말한다. 이처럼 증상은 종종 거짓말을 하기 때문에 겉으로 나타나는 증상만 보고 수독인지, 열독인지를 판단해서는 안 된다.

수독이 심해도 열이 날 수 있다

일반적으로 수독이 많은 사람은 몸이 냉해 추위를 잘 타고, 바람을 싫어한다. 하지만 예외는 있다. 수독이 많아 속은 냉한데 밖으로는 열이 나는 경우도 적지 않다. 이때 증상만 보고 열을 내리는 처방을 하면 병이 악화된다.

수독이 열을 부르는 원인은 복잡하다. 기본적으로 몸이 냉하고 허한데 나쁜 기운이 들어왔을 때 열이 나기도 하고, 지나치게 무리를 했을 때 발생하기도 한다. 화냄, 기쁨, 근심, 걱정, 슬픔, 두려움, 놀람 등 한의학에서 칠정이라 부르는 인간의 감정도 원인이 될 수 있다. 칠정은 우리가 흔히 이야기하는 스트레스보다 더 큰 범주로 칠정이 지나치면 기혈순환이 잘 안 돼 병이 나기 쉽다.

수독은 그 자체로도 정상적인 기혈순환을 방해한다. 액체 상태의 수독은 말할 것도 없고, 수분이 날아가 단단해진 수독은 기혈이 순환되는 통로를 막아 더욱 더 기혈순환이 어렵게 만든다. 수독이 길을 막고 있으면 기혈이 어떻게든 빠져나가려고 애를 쓰게 되고, 그 과정에서 열이 발생하게 된다.

이렇게 수독이 심하면 열이 날 수 있는데도 증상이 열독이 있을 때와 비슷해 구분하기가 어렵다. 열독이 있을 때처럼 얼굴이 붉어지고, 마음이 불안해 안절부절못하고, 대변이 굳어 잘 나오지 않는다. 그렇다고 열증이 수독으로 인한 것인지, 열독으로 인한 것인지를 구분하기가 불가능한 것은 아니다. 수독으로 인해 열이 나는 경우는 목이 말라도 냉수가 잘 들어가지 않는다. 원래 냉수를 좋아했더라도 많이 마시지 못한다. 대변도 열이 많았을 때처럼 시종일관 단단하지 않고, 처음에는 단단해도 뒤로 갈수록 묽은 대변이 나오는 경우가 많다.

열독이 심해도 몸이 냉해질 수 있다

열은 기본적으로 음식을 섭취했을 때 발생하지만 몸 어딘가에 상처가 나 염증이 생겼을 때도 십중팔구 열이 발생한다. 열이 필요 이상으로 많거나 염증으로 생긴 열을 제대로 꺼주지 않으면 열독이 생긴다. 열독이 있으면 당연히 몸에 열이 난다. 하지만 수독으로도 열이 날 수 있듯이, 신체 균형을 깨는 원인이 열독인데도 열이 나는 대신 추위를 느끼는 경우도 있다. 이를 한의학에서는 진열가한眞熱假寒이라고 한다.

수독 때문에 추위를 느낄 때와 열독 때문에 추위를 느낄 때의 증상은 얼핏 보면 비슷한 것 같지만 분명한 차이가 있다. 열독으로 인해 한기를 느끼는 환자들은 오한이 나는데도 옷을 입거나 이불을 덮으려고 하지 않는다. 손발이 차고 시리다고 하면서도 찬물을 들이키는 경우도 많다.

이처럼 열이 많은데도 한기를 느끼는 이유는 몸속에 열이 과도하게 많아 순환하지 못하고 뭉쳐있기 때문이다. 열도 물과 마찬가지로 순환해야 하는데, 열이 너무 많으면 잘 퍼져 나가지 못한다. 그 자리에 정체되어 피부나 팔다리에까지 열이 전달되지 못해 한기를 느끼는 것이다.

수독으로 인해 한기를 느낄 때는 몸 부분부분 수독을 빼내는 약과 함께 적절히 덥혀주는 한약을 쓰면 된다. 하지만 열독이 한기로 나타날 때는 몸을 덥히는 한약을 써서는 안 된다. 가뜩이나 열이 많은데 보하는 약, 즉 보약을 쓰면 불에 기름을 붓는 격이다.

🥛 애매할 때는 테스트가 상책이다

사실 증상만으로 100% 완전하게 질병의 원인이 수독으로 인한 것인지, 열독으로 인한 것인지를 구분하기 어렵다. 오랫동안 수독과 열독을 연구하고 임상경험을 쌓은 나도 100% 완벽하다고 장담할 수 없다.

다행히 증상만으로 판단하기 애매할 때 정확한 원인을 알아낼 수 있는 방법이 있다. 한약을 써보면 된다. 흔히 한약의 효과는 천천히 나타난다고 말한다. 전체적으로 몸의 불균형을 개선하면서 질병을 치료하고 몸을 좋게 만드는 것이어서 꾸준히 복용해야 효과를 볼 수 있다고 아는 분들이 많다. 물론 질병을 완치하는 데까지는 시간이 걸린다. 하지만 한약이 몸에 맞는지의 여부는 금방 알 수 있다.

우리 몸의 생명 에너지인 기氣는 바로 반응한다. 스트레스를 받았을 때 금방 목이 뻣뻣해지거나 가슴이 답답해지는 것은 우리 몸을 순환하는 기가 스트레스에 바로 반응해 정체되기 때문이다. 금방이라도 폭발할 것처럼 가슴이 벌렁거리다가도 심호흡을 몇 번 크게 하면 마음이 가라앉는 것도 다 같은 이유다.

한약도 마찬가지이다. 몸에 딱 맞는 한약이 들어가면 기는 바로 반응한다. 시험적으로 한약을 복용했을 때 좋아지는 느낌이 없으면 그 한약은 맞지 않을 가능성이 농후하다. 딱 맞는 한약일 경우에는 대부분 먹자마자 호전된다.

하지만 대부분 수독과 열독이 함께 있는 경우가 많으므로 증상만으로는 구분이 어려울 수 있다. 그럴 때 직접 한약을 써보고 판단하는 것이 가장 확실하다. 단 우리 몸은 매 순간 끊임없이 변하므로 한 번 한약이 효과가 있었다고 계속 그 한약을 써서는 안 된다. 수독과 열독이 공존할 때 처음에는 열독이 더 큰 원인이었다 해도 열독을 다스려 수독이 더 많은 비중을 차지할 때는 수독을 중점적으로 없애는 한약을 써야 한다.

03

수독도 가지가지, 처방도 가지가지

수독은 크게 물의 상태인 수水, 안개와 같은 상태인 습濕, 걸쭉하게 뭉친 담痰 세 가지 종류로 구분할 수 있다. 수독의 종류가 어떤 형태인지에 따라 당연히 수독을 없애는 한약재도 달라진다. 돌처럼 딱딱하게 뭉친 담을 없애는 한약재와 물 같은 수독을 없앨 때 쓰는 한약재는 당연히 다를 수밖에 없다.

수독이 생긴 위치에 따라서도 사용하는 한약재가 달라진다. 똑같이 수독을 없애는 한약재라도 피부에 걸린 수독을 빼는 데 더 효과적인 약재, 관절에 쌓인 수독을 빼는 약재, 전신에 퍼져 있는 수독을 없애는 약재, 근육에 스며들어 있는 수독을 제거하는 약재가 제각각 다르다.

뿐만 아니라 똑같은 한약재라도 수독의 종류와 위치에 따라 사용해야 하는 적정량이 달라진다. 따라서 수독에 좋다는 한약재를 임의로 구입해 복용하면 오히려 역효과가 날 수도 있으니 조심해야 한다. 하지만 질병에 대한 이해가 있어야 효과적으로 질병을 예방하고 치료할 수 있듯이 수독을 없애는 대표적인 한약재가 어떤 것인지 알아둘 필요가 있다. 또한 한약재는 단독으로 사용하기보다는 여러 한약재를 병용하는 경우가 많으므로 대표적인 처방을 알아두는 것도 수독을 효과적으로 관리하는 데 도움이 된다.

속裏에 쌓인 수독을 없애는 '방기청풍등'

한약재는 부르는 이름이 지역마다 달라, 이명異名이 많다. 흔히 '방기'라 불리지만 실제로는 '청풍등'이라는 약재를 쓴다. 편의상 이 책에서는 방기라고 하겠다. 방기는 방기과에 속하는 덩굴성 초본식물로 적을 방어한다는 의미를 담고 있다. 맛은 맵고 쓰며 차고 독이 없고 수독을 없애는 데 탁월한 효과가 있다. 주로 겉表이 아닌 속에 차 있는 뜨끈한 수독을 빼낼 때 많이 사용한다.

방기는 또한 어느 부위에 수독이 쌓였는지에 따라 적절한 다른 한약

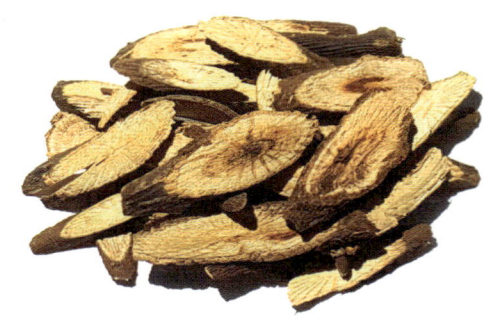

| 방기 |

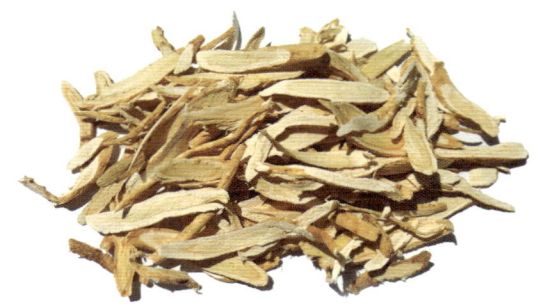

| 황기 |

재와 함께 처방한다. 방기를 사용한 대표적인 처방은 목방기탕, 방기복령탕, 방기황기탕이다.

목방기탕은 물이 상복부와 흉부에 쌓여 있을 때 주로 내리는 처방이다. 상복부와 흉부에 수독이 있으면 복진을 했을 때 상복부에 뻑뻑한

덩어리가 만져진다. 흉부에 물이 차 있으면 호흡곤란으로 천식이나 기침이 잦고, 상복부에 물이 차 있으면 소화가 잘 안 된다. 이때 목방기탕을 처방하면 강력한 이뇨작용으로 상복부와 흉부에 있는 물을 효과적으로 뺄 수 있다. 목방기는 방기의 다른 말이고, 뜨끈한 물을 빼내므로 이뇨작용과 염증을 가라앉힌다.

기본적으로 방기는 몸속에 있는 뜨끈한 물을 뺄 때 사용하는 한약재다. 그런데 물이 피부 표면에 치우쳐 있을 때는 복령과 함께 '방기복령탕'을 주로 처방한다. 물사마귀, 기미, 주근깨 등과 같은 피부병이나 사지가 떨리거나 얼굴이 실룩거리는 증상이 나타날 때 효과적이다. 어느 한 부위보다는 전신에 수독이 퍼져 있는 경우이므로 복진을 했을 때 수분혈과 신경락의 복직근 통증을 호소하는 경우가 대부분이다.

마지막으로 방기를 주재료로 한 대표적인 처방은 방기황기탕이다. 이 처방은 물이 허리 아래에 걸려 하지부종이 심할 때 효과적이다. 물이 하지에 몰려 있을 때 특히 수독이 잘 쌓이는 부위는 허리, 무릎, 발목, 생식기 등이다.

황기는 그 자체가 수독을 없애는 데 효과적이지는 않지만 피부의 진액 상황을 적절히 조절하고, 꽉 막힌 땀을 풀어주고, 땀이 많이 나면 적절히 줄여주는 역할을 한다. 한마디로 방기를 도와 수독을 없애면서 몸에 좋은 진액을 조절해주는 조연 역할을 하는 약재이다.

처방	증상	한약재	효과
목방기탕	상복부와 흉부에 뜨끈한 물이 쌓여 있을 때	목방기, 석고, 계지, 인삼	천식, 기침, 소화불량 완화
방기복령탕	뜨끈한 물이 피부 표면에 치우쳐 있을 때	방기, 복령, 황기, 계지, 감초	물사마귀, 기미, 주근깨, 사지 떨림, 얼굴 실룩거림 완화
방기황기탕	뜨끈한 물이 허리 아래에 많이 걸려 있을 때	방기, 황기, 백출, 감초	요통, 무릎통, 발목통, 생식기부종, 질탈, 자궁하수, 음낭부종

| 방기를 주로 사용한 대표 처방 |

전신의 물을 빼주는 '복령'

　방기와 더불어 수독을 없애는 대표적인 한약재 중 하나가 '복령'이다. 복령은 소나무를 벌채하고 약 3~10년이 지난 후 뿌리에서 기생해 성장하는 버섯의 일종이다. 방기와 마찬가지로 이뇨작용을 도와 수독을 빼는 역할을 한다. 몸에 큰 부담을 주지 않으면서 이뇨작용을 돕기 때문에 소화기가 약하면서 전신에 부종이 있을 때 효과가 좋다.

　복령은 기본적으로 전신의 물을 빼는 역할을 하지만 어떤 약초들을 배합하느냐에 따라 어느 특정 부위의 물을 집중적으로 뺄 수도 있다. 복령을 중심으로 한 대표적인 처방은 영계출감탕, 방기복령탕, 오령산 등이다.

　영계출감탕은 백복령, 계지, 백출, 감초가 배합된 처방으로 늑골 아

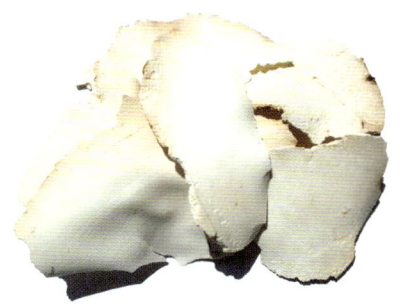

| 복령 |

래, 가슴, 머리에 쌓인 물을 빼는 데 효과적이다. 복령은 크게 적복령과 백복령, 복신이 있는데 기본적인 효능은 비슷하다. 다만 백복령이 물을 빼면서도 몸의 진액을 고갈시키지 않고 음을 보충하는 역할을 한다면, 적복령은 소변이 잘 나오게 하면서 열기와 습을 동시에 빼주는 성질이 강하다는 차이가 있다.

  복령을 이용한 대표적인 또 다른 처방은 '오령산'이다. 오령산은 복령, 저령, 계지, 백출, 택사 등 5가지 한약재로 만든 처방이다. 5가지 모두 수독을 빼는 한약재인데, 효과적으로 수독을 빼는 부위가 각각 조금씩 다르다. 저령은 복령과 마찬가지로 전신의 물을 빼는 약재로 복령보다는 이뇨작용이 강한 편이다. 주로 방광에 작용하여 이뇨작용을 한다.

  계지는 피부에 살짝 걸린 물 찌꺼기를 발산해 수독을 없애는 약재로 소화기능이 약해 식사를 잘 못하거나 양이 적은 사람에게 좋다. 백출은 주로 중초와 관절의 습기를 빼주는 약재로 주연이라기보다는 방기, 복령, 마황, 계지와 같은 본초를 돕는 조연 역할을 한다. 마지막으로 택사는 신장과 방광을 서늘하게 해 이뇨작용을 돕는 약재다.

오령산은 많이 통통하지 않은 체형에 주로 쓰는데, 복진을 했을 때 수분혈과 신복직근 통증을 호소하고 소변을 잘 못 보는 환자들에게 주로 처방한다. 이 약을 먹고 물을 토하거나 소변을 잘 보면 수독이 잘 빠지는 것으로 보면 된다.

처방	증상	한약재	효과
영계출감탕	늑골 아래, 가슴, 머리에 물이 쌓여 있을 때	복령, 계지, 백출, 감초	어지럼증, 이명, 소화불량, 협하통 완화
오령산	전신의 물을 빼야 할 때	복령, 저령, 계지, 백출, 택사	이명, 어지럼증, 비염, 위장장애(구토 포함), 두통, 설사 개선

| 복령을 주로 사용한 대표 처방 |

🥛 근육 속 수독을 빼는 '작약'

근육을 구성하는 주성분은 단백질이다. 하지만 근육 전체를 보면 단백질보다 더 많은 비중을 차지하는 성분이 있다. 바로 물이다. 단백질이 근육을 만드는 것은 분명하지만 단백질이 전체 근육의 약 20%를 차지하는 반면 물이 차지하는 비중은 약 70% 가까이 된다.

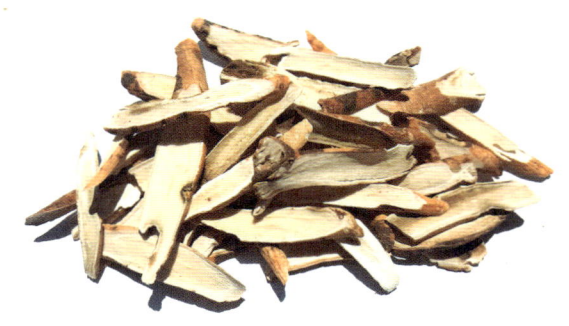

| 작약 |

　근육은 너무 과하지도 부족하지도 않은 물을 품고 있을 때 가장 건강하고 탄력이 넘친다. 그래서 물이 부족하면 수분을 섭취해 보충해야 하고, 물이 지나치게 많으면 빼야 한다. 근육에 필요 이상 스며든 물을 뺄 때는 '작약'이 효과적이다. 작약은 미나리아재비과에 속하는 식물로 주로 뿌리를 약재로 쓴다. 작약은 약해진 기운을 회복시키고 진통, 해열, 염증을 없애는 효능뿐만 아니라 근육에 스며든 뜨끈한 물을 빼는 데도 효과적이다.

　수독이 쌓여 있으면서 동시에 피가 부족한 경우에 작약과 당귀를 함께 사용한다. 근육에 수독이 많고 피가 부족하면 복통과 요통이 동반된다. 이 경우 복진을 하면 혈액을 저장하는 간이 작아져 있으므로 늑골 아래로 손을 넣으면 쑥 들어간다. 또한 수독으로 인해 복직근은 전체적으로 긴장되어 있으면서 배에 물이 많아 누르면 물컹거린다.

　작약은 크게 백작약과 적작약으로 구분할 수 있다. 둘 다 기본적으로 이뇨작용을 도와 근육의 물을 빼지만 백작약은 부족한 피를 보충해 주고, 적작약은 소염, 해열, 염증 완화 역할을 한다. 따라서 수독이 많고 피가 부족한 경우에는 작약 중에서도 백작약, 당귀, 천궁, 택사, 적복령, 백출 등으로 만든 당귀작약산을 주로 처방한다.

처방	증상	한약재	효과
당귀작약산	수독이 쌓여 있으면서 피가 부족할 때	작약, 당귀, 천궁, 택사, 복령, 백출	복통 및 요통 완화, 피로회복

| 작약을 주로 사용한 대표 처방 |

🪣 피부에 걸려 있는 수독을 제거하는 마황과 계지

수독이 피부에 걸려 있는 사람들은 특히 추위를 많이 탄다. 피부에 걸려 있는 수독을 빼는 데 효과적인 한약재는 '마황'과 '계지'가 대표적이다.

마황과 계지는 둘 다 피부에 걸린 수독을 빼는 역할을 하지만 마황이 훨씬 강력하다. 하지만 약한 사람이 잘못 먹으면 몸이 크게 축날 수 있으므로 조심해야 한다. 마황은 피부에 걸린 수독을 강하게 발산하는 작용을 하므로 비교적 튼튼하고 식사를 잘하는 사람 중에서도 피부에 수독 찌꺼기가 끼어 검게 보이는 사람이 복용하면 좋다.

처방	증상	한약재	효과
마황탕	피부에 수독이 걸려 있을 때	마황, 계지, 감초, 행인	오한, 감기, 관절염, 급성 기관지염에 효과, 심한 몸살감기
갈근탕	피부에 수독이 걸려 있을 때	갈근, 마황, 계지, 작약, 감초, 생강, 대추	오한과 땀이 나지 않는 감기, 두드러기 완화
대청룡탕	피부에 수독이 걸려 있을 때	마황, 계지, 행인, 석고, 감초, 생강, 대조	감기, 천식, 급성 폐렴과 기관지염, 류마티스성 관절염 완화, 심한 몸살감기

| 마황을 주로 사용한 대표 처방 |

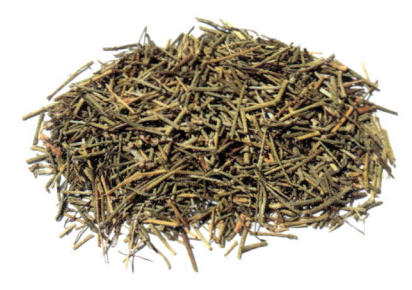

| 마황 |

마황에 비해 계지는 식사를 잘 못하거나 양이 적어 약한 사람도 비교적 안전하게 쓸 수 있는 약재이다. 다만 그만큼 피부에 걸린 수독을 없애는 효과도 약한 편이어서 피부에 수독이 많이 쌓여 있지 않을 때 주로 사용한다. 수독이 있기는 하지만 수독 찌꺼기가 살짝 걸려 있을 때 사용하면 효과를 볼 수 있다.

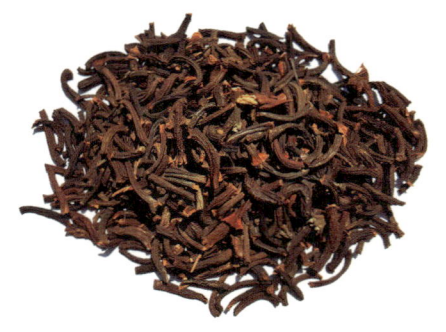

| 계지 |

처방	증상	한약재	효과
계지탕	피부에 수독이 살짝 있을 때	계지, 작약, 감초, 생강, 대추	감기, 두통 완화
영계출감탕	피부 중 머리, 가슴, 늑골에 수독이 있을 때	적복령, 계지, 백출, 감초	어지럼증, 이명, 소화불량, 협하통 완화
오령산	피부를 포함한 전신의 수독을 뺄 때	복령, 저령, 계지, 백출, 택사	이명, 어지럼증, 비염, 위장장애(구토 포함), 두통, 설사 개선, 장염, 물가래 많은 기침

| 계지를 주로 사용한 대표 처방 |

🥛 가래 같은 수독을 빼내는 '반하'

수독은 노폐물이 많이 섞이고, 수분이 날아가 단단해질수록 제거하기가 어렵다. 그만큼 수독을 강력하게 없앨 수 있는 약재를 써야 하는

데, '반하'도 그 중 하나이다. 차가운 물이 뭉쳐 아주 *끈끈한* 가래로 변해 웬만해서는 잘 떨어지지도 않는 수독을 빼는 데는 반하만한 것도 드물다.

반하는 들판, 채소밭, 길가 등 아무데서나 비교적 잘 자라는 잡초의 일종이다. 여름철 무더위가 반쯤 지나야 제대로 자란다고 해서 반하라는 이름이 붙었다고 한다. 다 자라면 키가 40cm가량 되는데 반하를 약으로 쓰려면 꽃이 필 때 뿌리줄기를 캐서 햇볕에 잘 말린 다음 소금물에 담가 쓴맛을 없애야 한다. 가래를 없애는 데 탁월한 효능을 자랑한다.

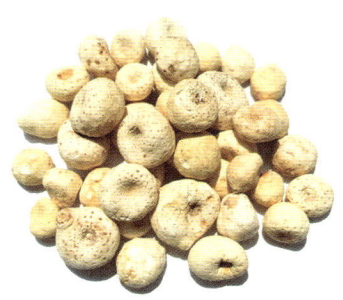

| 반하 |

처방	증상	한약재	효과
소반하탕	차가운 담음이 비위에 걸려 있을 때	반하, 생강	소화불량, 구역질, 명치 답답함 완화
반하후박탕	끈끈한 담음이 목에 강하게 달라붙어 있을 때	반하, 생강, 복령, 후박, 소엽	구토, 복부팽만, 호흡곤란 완화

| 반하를 주로 사용한 대표 처방 |

딱딱해진 수독을 제거하는 '감수'

수독이 처음 물의 형태일 때 빨리 제거하지 않으면 수분이 날아가고 몸속 노폐물과 섞이면서 점차 굳어 결국 돌처럼 딱딱해진다. 이런 수독을 효과적으로 없앨 수 있는 한약재가 '감수'이다.

감수는 대극과 식물인 감수의 괴근(덩이뿌리)을 말한다. 봄에 꽃이 피기 전 혹은 늦가을에 가지와 잎이 마른 뒤 채취해 외피를 제거하고 햇볕에 말려 사용한다. 감수의 성질은 차고, 맛은 쓰며 강력한 설사 작용으로 돌처럼 딱딱하게 굳은 수독을 푸는 데 효과적이다. 다만 독성이 있어 많이 복용하면 위험하며, 딱딱한 수독이 풀리면 더 이상 복용하지 않는 것이 안전하다.

감수는 어느 부위에 돌처럼 뭉친 수독이 있느냐에 따라 함께 사용하는 한약재가 조금씩 달라진다. 돌같은 수독이 가슴 부위에 있어 가슴이

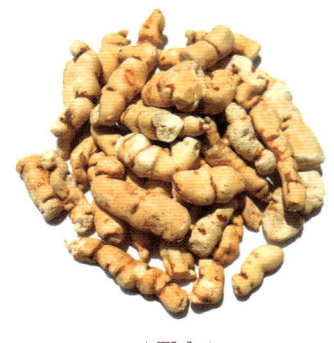

| 감수 |

답답하고 숨이 차고, 명치 아래가 묵직할 때는 대황, 망초와 더불어 대함흉탕을 처방한다.

수독이 복부에서 혈독과 엉켜 아랫배가 그득할 때는 대황감수탕을 처방한다. 대황감수탕은 대함흉탕처럼 대황과 감수를 기본으로 쓰면서 대함흉탕에서 썼던 망초 대신 아교를 쓴다는 것이 다르다. 아교는 보혈 작용을 하므로 수독과 혈독이 얽혀 혈액과 진액이 부족한 것을 보충해 준다.

처방	증상	한약재	효과
대함흉탕	가슴에서 배꼽까지 단단하고 아플 때	대황, 감수, 망초	호흡곤란, 가슴 답답함 완화
대황감수탕	수독과 혈독이 엉켜 아랫배가 팽만할 때	대황, 아교, 감수	복부팽만, 생리불순, 배뇨곤란 완화

| 감수를 주로 사용한 대표 처방 |

04

적당한 열은 훌륭한 해독제

　수독을 없애는 기본적인 방법엔 세 가지가 있다. 피부에 적당한 열을 더해 땀으로 수독을 날리는 발한작용, 혹은 이뇨작용 혹은 배설작용을 강화하는 것이다. 방기, 황기, 택사, 감수, 마황 등 수독을 빼는 대표적인 한약재들은 다 이뇨작용과 배설작용을 기본으로 돕는다. 하지만 이것만이 전부가 아니다. 몸 안에서 적당한 열로 수독을 기화시켜 없애는 방법도 있다.

　보통 수독은 남성보다 여성에게 더 많다. 남성은 여성보다 기초대사량이 더 높다. 기초대사량이 높다는 것은 생명을 유지하는 데 필요한 열량이 더 많다는 것이고, 열량은 음식을 섭취했을 때 발생하는 열과도 밀접한 관련이 있다. 또한 남성은 여성에 비해 근육양이 더 많다. 남성은 체중의 약 45%, 여성은 약 36%가 근육이다. 근육은 체열의 40%를 생산하는 곳이므로 근육양이 더 많은 남성이 열이 더 많다고 봐도 무방하다.

결국 남성이 여성보다 상대적으로 수독이 적은 이유는 '열' 때문이다. 생리학적으로 기초대사량이 높은데다 움직임도 많아 여성보다 열이 많아 물을 땀으로 발산하기가 쉽기 때문이다.

한약재 중에서도 몸을 따뜻하게 만들어 수독을 없애는 약재들이 있다. 운동으로 몸을 덥혀 땀을 내거나 근육을 만들어 기초대사량을 높이는 것도 좋지만 몸을 따뜻하게 해주는 한약재를 활용하는 것도 좋은 방법이다. 대표적인 한약재로는 생강, 부자, 건강 등을 들 수 있다.

적당한 열로 수독을 피부로 발산시켜주는 '생강'

피부 혹은 피부 가까이에 걸려 있는 수독은 소변으로 배출시키는 것보다 피부로 발산시켜 없애는 것이 효과적이다. 보통 피부에 수독이 있으면 몸이 냉해 땀구멍이 더 꽉 닫힌다. 땀구멍은 수독이 배출될 수 있는 통로다. 땀구멍은 적당한 열이 있어야 열리는데, 수독으로 냉해진

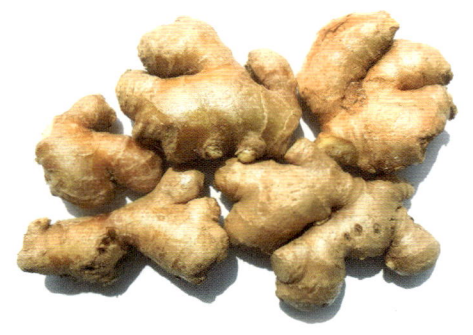

| 생강 |

 피부와 몸을 따뜻하게 덥히는 데는 '생강'만한 것도 드물다.

 생강은 기본적으로 성질이 따뜻하여 열을 발생시켜 속을 덥혀준다. 속이 따뜻해지면 그 열이 점점 피부 쪽으로 퍼져 피부와 피부 가까이에 몰려 있던 수독을 발산시킨다. 혹은 몸안에서 액체인 수독을 기화시키기도 한다. 요즘 매체에서 생강을 감기에 좋은 만병통치약 비슷하게 소개하기도 하는데, 주의해야 한다. 생강은 뜨겁기 때문에 속이 뜨거운 사람이 감기에 걸렸을 때 잘못 쓰면 독이 될 수도 있기 때문이다.

 생강은 그 자체로 차가움과 습기를 제거하고 폐의 기운을 도와 천식을 다스리고 위를 따뜻하게 해 구토, 메스꺼움 등을 가라앉히지만 귤피, 당귀와 함께 쓰면 효과가 더욱 배가된다. 귤피는 귤껍질을 말린 것으로 생강처럼 성질이 따뜻해 기의 순환을 촉진하고 습담 형태의 수독을 없애주는 약재이다. 당귀 역시 성질이 따뜻하고 피를 만드는 데 도움이 되는 약재로 알려져 있다.

처방	증상	한약재	효과
귤피탕	위에 수독이 정체되어 있을 때	생강, 귤피	미식거림, 구토 완화
당귀사역가오수유생강탕	피가 부족한 틈을 수독이 채워 손발이 차고 엉덩이 아래가 시릴 때	생강, 당귀, 오수유 등	수족냉증, 하체 시림 및 통증 완화

| 생강을 주로 사용한 대표 처방 |

🥛 강한 열로 수독을 증발시키는 '부자'와 '건강'

생강이 은은하게 열을 내어 몸을 따뜻하게 해주는 약재라면 부자와 건강은 좀 더 강력한 열을 내는 약재이다. 건강은 생강을 말린 것인데, 생강보다 성질이 훨씬 뜨겁다.

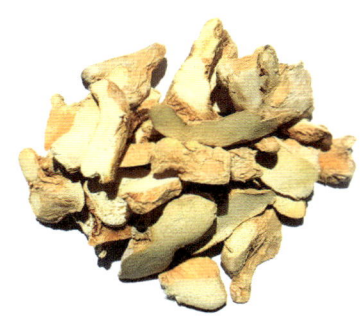

| 건강 |

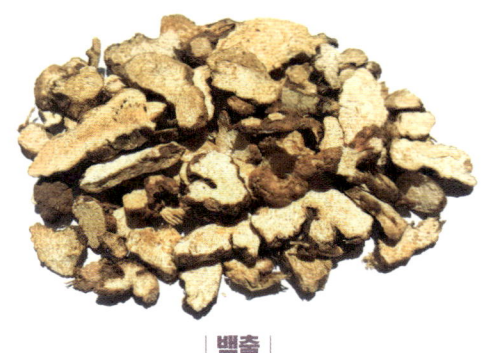

| 백출 |

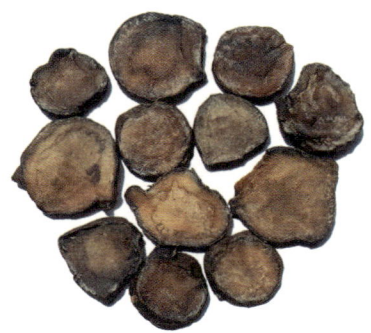

| 포부자 |

 부자는 미나리아재비과에 속하는 다년생 초본식물로 9월에 채취한 것을 말한다. 성질이 대단히 뜨겁고 맛은 맵고 독성이 있기 때문에 조심해서 써야 한다. 보통 열은 위로 올라가는 성질이 있어 몸에 열이 있어도 위는 뜨겁고 아래는 차가운 경우가 많다. 부자는 아랫배 부분을 따뜻하게 해 한기와 습기를 없애준다. 부자를 백출, 복령 등과 더불어

쓰면 온몸을 따뜻하게 하면서 습기를 제거해주므로 관절통과 복통을 다스리는 데 효과적이다.

처방	증상	한약재	효과
인삼탕	배에 수독이 있을 때	건강, 백출, 인삼, 감초	복통, 설사, 소화불량
부자탕	아랫배와 팔다리에 수독이 찼을 때	부자, 백출, 복령, 인삼, 작약	관절통, 복통 완화, 오한

| 부자와 건강을 주로 사용한 대표 처방 |

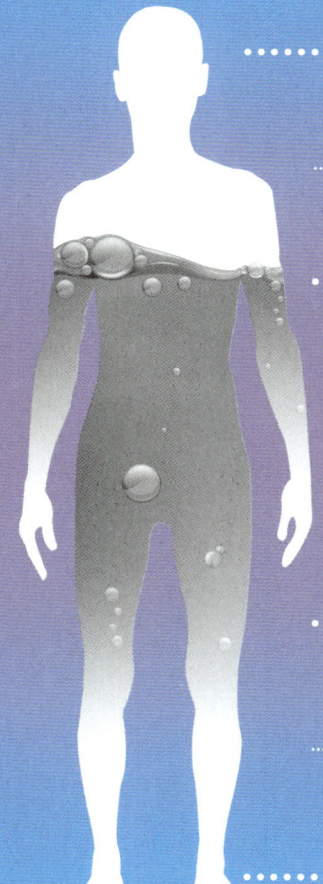

CHAPTER 3

이런 병이라면 물이 문제다

01

관절염의 90%는 수독 때문이다

살면서 누구나 경험하는 질병 중 하나가 관절염이다. 관절염은 말 그대로 관절에 염증이 생겨 붓고 통증이 생기는 병이다. 관절염의 원인은 여러 가지지만 가장 큰 원인 중 하나가 노화이다. 관절은 뼈와 뼈를 연결해주는 부분으로 많이 쓰면 닳는다. 그러면서 관절을 보호하는 연골도 점점 손상되고, 뼈와 인대도 손상돼 염증과 통증이 생기는데, 이를 서양의학에서는 퇴행성관절염이라 부른다. 한마디로 노화로 인해 관절이 늙고 병들어 생기는 병이다.

꼭 퇴행성 변화에 의한 것이 아니더라도 관절에 염증을 일으키는 원인은 유전적인 요인, 외상, 비만 등 무척 다양하다. 하지만 나는 환자들을 진료하면서 염증의 주원인은 습열이고, 통증의 주범은 수독이라 결론을 내렸다. 실제로 관절염으로 고생하는 환자들은 수독을 없애주면 대부분 좋아진다. 양방 치료로 큰 효과를 보지 못하고 오랫동안 관절염으로 고생하던 분들도 수독 치료를 통해 지긋지긋했던 관절염으로부터 해방된 분들이 많다.

사실 관절은 거의 대부분이 물이라고 해도 과언이 아니다. 관절은 뼈와 뼈 사이에서 완충역할을 해야 하기 때문에 관절 주위는 관절주머니로 둘러싸여 있다. 관절 주머니 안에는 윤활액이 가득하다. 윤활액은 맑고 점성이 있는 액체로 95%가 물이다. 나머지는 미끌미끌한 점성을 띠게 하는 히알루론산 루브리신이라는 진액으로 이루어져 있다고 한다.

관절의 윤활액은 수분과 진액이 적절한 비율을 유지해야 하고, 일정한 주기로 교체되어야 한다. 그런데 수분대사가 안 돼 관절에 공급된 수분이 배출이 안 되어 고여 있으면 수독이 생긴다. 이 수독이 관절과 연결된 인대와 힘줄, 근육을 손상시키면 염증과 통증이 생긴다. 수독이 근육과 엉켜 단단하게 뭉치면 주변을 지나는 신경을 눌러 통증을 유발하기도 한다.

일단 관절에 수독이 생기면, 관절에 필요한 물질은 들어오고 불필요한 물질은 빠져나가는 기능에도 문제가 생기므로 관절은 더욱 약해질 수밖에 없다. 따라서 어떤 유형의 관절염이든 효과적으로 치료하기 위해서는 우선 수독부터 없애야 한다.

🥛 연골이 닳으면 꼭 수술을 해야 할까?

몇 년 전 70대 초반의 김혜자(가명) 씨가 극심한 무릎 통증을 호소하며 내원했다. 양쪽 무릎 다 아픈데, 오른쪽 무릎이 특히 아프다고 했다. 병원에 가보니 연골이 너무 닳고 너덜너덜해 아픈 것이라며 수술을 권했다는 것이다. 마모되면서 삐쭉삐쭉해진 연골을 가지런히 정리해주는 수술을 하면 통증이 줄어든다고 해서 2주 후에 수술하기로 예약했다고

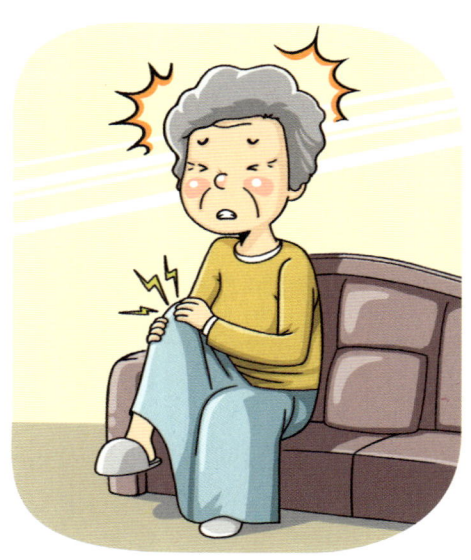

한다. 하지만 수술하기가 겁이 나고, 통증이 더욱 심해져 지푸라기라도 잡는 심정으로 한의원을 찾은 것이다.

병원의 설명대로 연골이 닳으면 그만큼 완충 역할을 제대로 하지 못하므로 통증이 생길 수 있다. 또한 연골이 고르게 마모되지 않으면 뾰족해진 부위가 주변 신경을 자극해 통증을 불러오는 것도 사실이다. 하지만 단지 연골이 닳았다는 것만으로는 통증을 설명하기 어렵다. 임상학적으로 연골이 닳아 뼈와 뼈가 거의 붙어 있는 상태에서도 통증을 모르고 지내는 분들도 많다.

그렇다면 왜 관절이 아픈 것일까? 그 동안 관절염 환자들을 치료하면서 내가 내린 결론은 '물'이다. 비가 오면 관절이 더 쑤시고 아프다는 분들이 많다. 공기에 습기가 많아지면 관절에도 물이 많아져 주변 신경을 압박해 통증이 가중된다. 반대로 건조한 날에는 관절에 있던 물이 조금이라도 빠져나가면서 통증이 줄어든다. 오랫동안 관절 통증으로 고생한 분이라면 누구나 공감할 수 있는 얘기다.

이처럼 기후와 관절은 밀접한 관련이 있어 관절염으로 고생하는 분들 중 여유가 있는 분들은 캘리포니아처럼 따뜻하고 건조한 곳에 거처를 마련하고 몇 달씩 휴양하다 오기도 한다. 추운 겨울이나 덥고 습한 여름철에는 관절에 부담이 더 가중되므로 잠시 관절에 부담을 덜어주는 환경으로 피했다 오는 것이다.

꼭 관절에 좋은 기후를 가진 곳으로 가지 않아도 관절 통증을 줄일 수 있는 방법이 있다. 김혜자 씨의 경우 평소 소변을 시원하게 보지 못해 애를 먹는다고 했다. 하루에 10회 이상 소변을 자주 보는 편이지만 시원하지가 않고 늘 잔뇨감이 남아 있어 개운치가 않다. 밤에도 1~2회 가량 소변을 본다고 한다.

소변이 시원하지 않고 자주 보는 것은 수독이 있을 때 나타나는 대표적인 증상이다. 대변은 하루에 한 번씩 잘 보는 편이지만 식사를 하면 더부룩한 느낌이 있다는 것으로 보아서 수독을 의심해볼 만한 상태였다. 복진을 해보니 피부가 하얗고 마른 유형으로 근육은 없고 수독만 많은 것으로 진단되었다. 복탄력은 2.5 정도로 약한 편이었다. 오른쪽 무릎이 왼쪽보다 부어 있는 것으로 보아 수독이 오른쪽 무릎에 더 많이 쌓인 것으로 판단되었다.

김혜자 씨는 무릎에만 수독이 있는 것이 아니었다. 위에도 수독이 있어 밥을 잘 먹지 못해 마른 체형이어서 수독을 빼면서 근육을 보태주는 처방이 필요했다. 피부에 걸려 있는 물과 찌꺼기를 빼는 계지와 황기로 수독을 없애면서 감초와 대추로 진액을 보충해주었다. 수독을 제거하는 한약을 복용한지 일주일 만에 무릎 통증이 현저히 줄어들자 김혜자 씨는 수술을 하지 않겠다고 했다. 약 보름 가량 한약을 복용하면서 통증은 거의 사라졌고, 이후 한약을 끊은 상태에서도 재발하지 않아 지금껏 잘 지내고 있다.

🥛 수독이 풀리면 관절도 풀린다

나이든 사람들만 관절 통증을 호소하는 것이 아니다. 젊은 사람들 중에도 관절이 뻐근하고 아프다며 내원하는 분들이 많다. 젊은 분이라면 심하게 운동을 하거나 외상으로 인대나 힘줄, 연골이 손상돼서 염증이 생겼을 수도 있지만 그 외의 경우라면 대부분 수독이 원인이다.

40대 초반의 여성인 이연희 씨가 온몸이 쑤시고 아프다며 내원한 적이 있다. 등 전체가 쪼개질듯이 아프고, 팔다리가 다 아프다며 고통을 호소했다.

"팔은 아예 올라가지도 않아요. 벌써 오십견이 온 걸까요?"

오랫동안 통증에 시달려서 그런지 이연희 씨는 조금 신경질적인 모습이었다. 붓기가 심한 편이었고, 소변을 하루에 한 번밖에 보지 못한다고 했다. 그나마도 전에는 이틀에 한 번 꼴로 소변을 본 적도 있다고 한다. 정상적인 소변 횟수는 하루에 4~6회 정도이다. 그런데 하루에 한 번밖에 소변을 보지 못하니 수분대사에 심각한 문제가 있다고 봐야 했다.

복진을 해보니 '심하비견'이 아주 심했다. 심하비견이란 윗배 전체가 마치 합판이라도 덮은 듯이 뻑뻑해지는 것을 말하는데, 복탄력이 5 이상일 정도로 거의 돌덩이 수준이었다. 근육이 탄탄해도 복탄력이 높을 수 있다. 하지만 이연희 씨는 부종이 심했다. 몸이 많이 부어있는 상태에서 심하비견이 있다는 것은 수독이 오래돼 단단하게 굳었다는 것을 의미한다. 이미 온몸에 수독이 퍼져 관절마다 통증이 있고, 위에도 물이 많아 오심과 구토 증상이 계속되는 상태였다. 이연희 씨는 음식이 계속 위에 걸려 있고, 복부팽만감이 심하고, 물만 먹어도 다 토한다고 하소연했다.

이연희 씨는 수독도 많으면서 열도 많은 분이었다. 열이 머리로 올라가 머리에서 땀이 많이 나고 안구가 건조해 쉽게 피로해지고 침침하다고 했다.

워낙 수독이 심해 오령산 처방을 했다. 오령산은 계지, 복령, 백출, 택사, 저령 5가지 약재로 만든 한약이다. 계지는 피부에 걸린 물을, 복령은 전신의 물을, 백출은 관절과 중초의 습기를 빼주고, 택사와 저령은 이뇨작용을 돕는 한약재이다.

오령산을 일주일 복용하자 심하비견이 많이 풀렸다. 손가락이 거의 들어가지 않던 것이 손가락 한마디 반 정도가 들어갈 정도로 부드러워졌다. 몸에 가득했던 수분이 빠지면서 체중도 3kg이나 줄었다. 복부팽만, 구토, 오심도 거의 없어졌다. 무엇보다 이연희 씨는 소변을 시원하게 볼 수 있어 좋다고 했다. 하루에 한 번밖에 소변을 못 보았는데 하루 5회 정도 시원하게 보니 배가 무척 편안하다며 좋아했다.

수독을 뺀 효과는 한약을 복용한지 채 일주일이 안 돼 나타났지만 워낙 수독이 많고, 열독도 있던 분이라 완치하는 데는 약 한 달 정도 걸렸다. 하지만 등, 어깨, 팔다리의 관절 통증은 일주일 만에 많이 호전되었다. 어깨가 굳어 거의 올라가지 않던 팔은 머리 위까지 거뜬하게 올라갈 정도로 회복되었다.

수독으로 딱딱하게 굳어 있던 배가 완전히 풀리는 데는 약 한 달 가량 걸렸다. 심하비견이 풀리면서 식욕도 살아나고, 항상 복부가 꽉 차 있는 느낌이었는데 배가 고프면 배에서 꼬르륵 소리가 날 정도로 팽만감이 사라졌다. 복부를 비롯해 온몸에 퍼져 있던 수독이 거의 없어지면서 뻐근했던 어깨도 완전히 부드러워지고 팔다리, 등의 통증도 자취를 감추었다.

이연희 씨는 워낙 몸에 물이 많은 분이라 조심하지 않으면 수독이 또 다시 생길 수 있다. 수분대사 기능을 강화시켜 예전처럼 물을 적게 먹는데도 불필요한 물이 축적될 위험은 줄어들었지만 조심할 것을 당부했다. 1여 년이 지난 지금까지 한의원을 찾지 않는 걸 보면 조심하겠다는 약속을 잘 지키고 있는 모양이다.

🥛 무리한 운동은 금물

일반적으로 적당한 운동은 관절 건강에 큰 도움이 된다. 몸을 움직이면 기혈순환이 원활해져 관절에 필요한 영양물질도 잘 공급되고, 불필요한 물과 수분이 빠지기 때문이다. 하지만 지나치게 무리한 운동은 오히려 수분대사를 방해해 관절에 물이 몰리게 만든다. 물까지 많이 마시면서 과도하게 운동을 하면 관절에 물이 찰 위험이 더욱 커진다.

다이어트를 한다며 5일 동안 귤만 먹으며 무리하게 운동을 하다 무릎 통증으로 내원한 분이 있었다. 30대 중반의 남자 분이었는데, 178cm 키에 몸무게가 89kg로 건강한 모습이었다. 뚱뚱해보이지는 않았지만 살짝 통통한 느낌이었는데, 남자 분은 좀 더 탄탄하고 멋진 체형을 만들고 싶었던 모양이다. 거의 단식을 하다시피 하면서 하루에 아파트 계단을 10층까지 3~4번 오르내렸다고 한다. 귤 이외에는 아무것도 먹지 않고 무리하게 운동을 한 것이 화근이었다. 다이어트를 시작한 지 이틀째 되는 날부터 무릎이 욱신거리기 시작하더니 5일째 되는 날에는 무릎이 펴지지도, 굽혀지지도 않을 정도로 심해졌다.

환자를 보니 한눈에도 무릎에 물이 찬 것을 알 수 있었다. 무릎이 퉁퉁 부어 마치 풍선처럼 불룩했다. 복진을 해보니 수분혈을 눌렀을 때 통증을 호소했고, 신경락과 복직근을 눌렀을 때도 아파했다. 수독으로 인한 무릎 통증이 분명했다.

물이 허리 아래에 많이 걸렸을 때는 주로 방기황기탕으로 수독을 뺀다. 관절염으로 인한 통증 중에서도 요통, 무릎통, 발목통에 효과적인 방기황기탕을 2일간 처방했는데 효과가 있었다. 전혀 펴지지도, 굽혀지지도 않던 무릎의 굴신이 자유로워졌다. 하지만 통증은 여전했고, 발바닥이 너무 아파 잘 걷지도 못했다. 수독은 많이 빠졌지만 5일 동안 단식하면서 진액이 부족해진 것으로 판단돼 육미지황탕건지황, 산약, 산수유, 복령, 택사, 목단피을 2일간 처방했다. 육미는 몸에 나쁜 물은 빼주면서 우리 몸에 필요한 진액을 보충하는 한약이다.

육미를 2일 정도 복용하고 환자는 걸어서 한의원에 왔다. 육미를 복용한 지 하루 만에 통증이 사라졌다고 한다. 복진을 하고, 발바닥, 발목 등을 눌러보았는데, 발목에서만 약간의 통증이 느껴진다고 했다. 방기황기, 육미를 처방해 수독을 마저 없애고, 진액이 빠지지 않도록 백호탕, 대시호탕을 통해 몸속 열을 가라앉혔다. 2주간 한약을 복용하면서 환자는 무릎 및 발목 통증으로부터 자유로워지고, 다이어트로 허약해진 몸을 추슬러 건강한 일상을 되찾을 수 있었다.

꼭 무리한 운동을 하지 않았어도 특정 관절을 많이 움직였거나 갑작스럽게 충격이 가해지면 해당 관절에 물이 차 통증이 생길 수 있다. 이영혜 씨의 경우가 그렇다. 50대 초반의 이영혜 씨는 두 달 가량 왼쪽 검지집게손가락가 통증 때문에 굽혀지지 않아 고생했다. 병원에서 주사도 맞고 약도 먹어보았지만 차도가 없었다. 다른 한의원에서 침도 맞아보았지만 통증은 여전했다.

온갖 방법을 다 동원했는데도 낫지 않자 이영혜 씨는 큰 기대 없이 내원했던 것으로 보인다. 문진 결과 물을 자주, 많이 마시고 화장실을 자주 가는데 시원치 않고, 아침에 얼굴이 잘 붓는다고 했다. 검지가 아프기 시작한 특별한 계기가 있었냐고 물었더니 집에서 시어머니 생일상을 차리느라 며칠 동안 음식장만을 한 것 외에는 없다고 했다. 왼손잡이였기에 아무래도 왼손을 많이 사용했을 것이고, 갑작스럽게 집중적으로 손을 움직이다 손가락 관절에 무리가 가 물이 몰려 수독이 생긴 것으로 추정되었다.

복진을 해보니 수분혈, 신경락, 복직근 모두에서 통증을 호소했다. 짐작대로 수독이 원인인 것으로 판단되어 수독을 빼주는 방기복령을 처방했다. 방기복령은 하얗고 통통한 체형에서 물이 표면 쪽으로 쏠려 있을 때 주로 쓰는 약이다. 약 1주일 정도 한약을 복용한 후 손가락 통증은 완전히 사라졌다. 애를 써도 반 정도밖에 구부러지지 않던 손가락도 자유자재로 구부릴 수 있게 되었다.

두 달이나 치료를 받았는데도 낫지 않던 손가락 통증을 고작 한약을 며칠 먹는 것으로 고쳤다고 하면 거짓말이라고 할 사람들이 많을 것이다. 물론 오랫동안 수독이 쌓이면서 만성화된 관절염이라면 수독을 빼내는 데 시간이 많이 걸리기 때문에 금방 좋아지기 어렵다. 하지만 무리한 운동이나 갑작스럽게 관절을 많이 움직여 일시적으로 관절에 물이 몰려 통증이 생긴 것이라면 한두 번의 처방만으로 수독을 뺄 수 있다. 또한 관절에 수독이 몰려 아팠던 것이니 수독을 빼면 자연스럽게 통증이 사라지는 것은 물론이다.

류머티스 관절염도 좋아질 수 있다

류머티스 관절염은 퇴행성관절염과는 달리 면역체계의 이상에 의해 생기는 자가면역질환이다. 자가면역질환이란 질병을 일으킬 수 있는 나쁜 물질이나 균으로부터 우리 몸을 보호해야 할 면역체계가 거꾸로 정상적인 세포를 공격하는 질병을 말한다. 류머티스 관절염의 경우 면역체계가 관절액을 분비하는 관절주머니의 정상세포를 파괴해 염증이 생기고, 연골과 뼈가 손상되는 질환이다. 관절염이 기본적으로 통증을 동반하지만 류머티스 관절염의 통증은 퇴행성관절염과는 비교할 수 없을 정도로 크다.

양방에서는 퇴행성관절염과 류머티스 관절염의 발생 원인을 명확히 구분하고 있지만 한의학적 관점에서 보면 류머티스 관절염 역시 수독으로 인한 경우가 많다. 실제로 류머티스 관절염을 앓고 있는 환자들 중 수독 치료를 통해 호전된 사례는 수도 없이 많다.

50대 중반의 정희선 씨는 젊었을 때부터 건강이 썩 좋지 않았다. 30대 때 자궁적출 수술을 했고, 3년 전에는 갑상선 암을 제거하는 수술을 받은 후 '신지로이드'라고 하는 갑상선 호르몬제를 꾸준히 복용 중이다. 그런데다 1년 반 전쯤 심하게 독감을 앓고 면역력이 더 떨어져서인지 관절이 마디마디 아프고, 발바닥이 아파서 잘 걷지를 못했다. 병원에서 검사를 받은 결과 류머티스 관절염 진단을 받았다.

통증이 너무 심해 병원에서는 스테로이드를 처방했다. 처음에는 스테로이드를 복용하면 거짓말처럼 통증이 사라졌다. 그래서 약을 끊었더니 또 다시 통증이 생겨 어쩔 수 없이 스테로이드 한 알과 진통제, 소염제를 복용하며 지냈다.

스테로이드는 강력한 진통효과를 자랑하지만 오래 복용하면 부작용이 만만치 않다. 정희선 씨는 스테로이드의 부작용에 대해 잘 알고 있었던 터라 어떻게든 끊고 싶은 마음에 한의원을 찾았다.

복진을 해보니 배가 돌덩어리 같았다. 다행히 그렇게 수독이 많음에도 비교적 식사도 잘하고 소변과 대변도 괜찮은 편이었다. 다만 불면증이 심했다. 잠을 잘 자고 나면 통증이 덜한데, 늘 잠을 못자니 통증이 가실 날이 없었다.

오래돼 돌덩어리처럼 굳은 수독을 제거하는 것이 급선무였다. 수독이 뭉쳐 돌처럼 딱딱하게 굳었을 때 효과적으로 수독을 풀어주는 감수, 대황, 망초 등으로 만든 대함흉탕을 처방했다. 워낙 수독이 단단해 대함흉탕을 복용해도 금방 효과가 나타나지는 않았다. 보름이 지나면서부터 서서히 통증이 가라앉기 시작해 2달쯤 되었을 때는 통증이 많이 없어졌다. 하지만 아침에는 관절이 잘 안 펴지고 손목, 손가락 관절이 아파서 스테로이드를 완전히 끊지 못하고 반 알로 줄여 먹었다. 진통제, 소염제는 그대로 복용했다.

이후에도 약 20일 가량 대함흉탕 농도를 두 배로 늘려 복용했다. 그 결과 돌덩어리 같았던 배가 많이 풀리고 스테로이드 복용량을 1/4, 소염 진통제 복용량을 절반으로 줄일 정도로 호전되었다. 손목과 손가락은 더 이상 아프지 않았고, 발목만 조금 불편한 정도로 좋아졌다. 이후 20일 정도 대함흉탕을 복용한 후 지금은 스테로이드를 완전히 끊을 수 있었다. 며칠에 한 번 다시 통증이 느껴질 때도 있지만 진통제를 복용하는 것만으로도 가라앉는다.

돌덩어리처럼 굳은 수독은 기혈순환을 방해해 우리 몸의 면역체계를 혼란에 빠뜨릴 수 있는 요인이다. 류머티스 관절염 환자를 치료하면서 수독이 자가면역질환을 일으키는 충분한 원인이 될 수 있다는 것을 종종 확인한다.

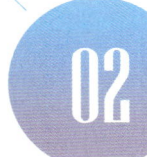

물이 차면
숨이 차다

숨을 제대로 못 쉰다는 것만큼 고통스러운 일도 없다. 호흡곤란을 동반하는 질병은 천식, 비염, 심부전, 폐질환 등인데, 호흡 곤란을 부르는 기전은 조금씩 달라도 근본 원인은 모두 수독에 있다.

수독은 우리 몸 어디에든 쌓일 수 있는데, 수독이 쌓이기 쉬운 부분 중 하나가 '폐'와 '기관지'이다. 폐와 기관지 모두 적당히 수분이 있어 촉촉할 때 가장 건강하다. 하지만 필요 이상으로 수분이 많아지면 언제나 그렇듯이 건강에 적신호가 켜진다.

폐에 물이 많이 차 수독이 쌓이면 당연히 호흡을 제대로 하지 못한다. 폐에 물이 차는 이유는 폐 자체에 문제가 있어서일 수도 있지만 심장이 좋지 않을 때도 종종 물이 찬다. 무엇이 문제이든 방치하면 만성 폐질환 혹은 심장질환으로 수독이 더 쌓여, 심할 경우 생명이 위태로울 수도 있다.

공기가 드나들어야 할 기관지에 수독이 쌓여도 숨을 제대로 쉬기가 어렵다. 게다가 기관지에 쌓인 수독이 외부 공기로부터 섞여 들어오는 먼지와 내부의 노폐물과 섞이면 가래와 같은 끈끈한 수독으로 변해 호흡을 방해한다. 가래가 기관지에 걸려 있으면 기관지가 좁아져 숨이 차고 기침을 심하게 하는 천식이 생기기도 한다.

이처럼 호흡곤란을 유발하는 질병은 거의 대부분 수독과 관련이 있다. 수독으로 인한 것이니만큼 수독을 없애주고, 다시 수독이 쌓이지 않도록 잘 관리하면 숨을 잘 쉬지 못하는 고통에서 벗어날 수 있다.

수독이 천식을 부른다

천식은 알레르기성 질환으로 알려져 있다. 알레르기는 어떤 자극이 있을 때 우리 몸의 면역체계가 지나치게 활성화되어 발생하는 면역과민반응이다. 일반적으로 다른 사람들에게는 큰 문제가 되지 않는 아주 작은 자극에도 내 몸이 과민반응하는 현상이라 이해하면 된다. 예를 들어 꽃가루가 코 점막을 자극해도 보통 사람들은 크게 불편해하지 않는데, 알레르기가 있는 사람은 유난히 재채기를 하거나 콧물을 흘리면서 숨을 제대로 못 쉬고 힘들어한다. 알레르기 항원이 과민반응을 유발하는 것이다.

한의학적 관점에서 보면 천식의 주원인은 수독이다. 수독이 기관지에 쌓여 기관지가 예민해지고 좁아져 숨이 차고, 숨소리가 거칠고 기침을 심하게 한다. 서양의학에서는 염증으로 기관지가 부어오르면서 호흡하기가 곤란해 숨이 찬 것으로 보는데, 사실 기관지가 붓는다는 것은 수습이 있기 때문이다. 기관지 염증은 열독이 문제일 수도 있지만 수독이 합쳐져야 염증이 발생한다.

실제로 천식으로 고생하는 환자들 중 수독을 치료하고 호전된 사례가 많다. 가까운 지인 중 수독을 없애 천식을 호전시킨 분이 있다. 함께 수독을 공부하던 한의사(40대 중반, 남)였는데, 아주 심하지는 않지만 천식끼가 있어 평소 호흡할 때 흐르렁 하는 소리가 미약하게 들리는 분이었다. 가뜩이나 천식끼가 있는데 며칠 동안 갑작스럽게 과식을 한 데다 무리를 한 것이 화근이 되어 천식이 악화된 적이 있다.

이상 징후를 느낀 것은 월요일이었다. 저녁에 외식을 하면서 맛있는 음식을 남기는 게 아까워 무리하게 먹었더니 심장이 두근거리고 부정맥 증상이 있었다고 한다.

다음 날 아침 테니스 시합을 하다 상대팀의 강한 발리를 피하지 못하고 목에 맞았는데, 가시에 찔린 것처럼 아팠고 귀도 조금 아팠다. 그런 상태에서 평소보다 환자가 많아 쉬지 못하고 무리해서 진료를 했다. 그 다음날인 수요일은 별다른 일 없이 하루 일과를 마치고 저녁에 맥주 캔 작은 것 두 개를 마시고 잤다.

목요일 아침에 일어나니 목과 등 근육이 오그라들어 숨을 쉬기가 힘들었다. 어깨를 들썩이며 억지로 숨을 쉬어야 간신히 견딜 수 있는 지경이었다. 오전 진료를 겨우 마치고 간호사에게 복진을 하라고 했더니 가슴 밑에 단단한 물체가 막혀 있는 것 같은 심하지결心下支結이 느껴진다고 해서 시호계지를 복용했다. 시호계지는 추위 혹은 스트레스로 열이 나고 몸이 쑤시고 배의 근육이 당기면서 복통이 있을 때 효과적인 처방이다.

하지만 효과가 없어 심한 과로와 스트레스로 감기 증상이 동반되고 위장 기능이 약해졌을 때 주로 처방하는 시함탕을 복용했다. 시함은 열에 의해 가래가 노랗고 진해진 담과 한기에 의해 가래가 맑게 뭉친 담을 동시에 없애는 한약이다. 또한 아랫배가 제일 불편해 방기지황과 육미를 써도 별 차도가 없었다. 딱딱하게 긴장된 복직근을 풀기 위해 간열을 없애는 사역산을 써 봐도 호전될 기미가 보이지 않았다.

목요일 오후는 그분이 내 강의를 듣는 날이었다. 스스로 여러 처방을 해도 낫지를 않자 그분은 호흡곤란으로 당장이라도 쓰러질 것 같은 몸을 이끌고 강의장에 나타나 진료를 요청했다. 이미 시함을 복용했다고 했지만 우선 시함을 처방해 그 자리에서 복용하도록 했다. 반응이 없었다. 그래서 뜨끈한 물이 걸려서 천식이 생겼을 때 쓰는 목방기를 처방해한 봉 먹도록 했더니 조금 숨이 쉬어지는 듯하다고 했다. 하지만 곧 호흡이 다시 나빠져 결국 그날은 꼬박 앉은 채로 밤을 새워야 했다.

다음날 아침 그 분은 전화를 걸어 상황을 설명했다. 생각보다 수독이 기관지를 많이 압박한다고 판단돼 대함흉탕을 처방했다. 대함흉탕은 수독을 빨리, 효과적으로 뺄 수 있는 처방이다. 대함흉탕은 대황과 감수가 주재료인데, 대황은 장의 연동운동을 촉진해 배변을 촉진하고 설사를 일으켜 몸속에 쌓여 있는 수독을 없애는 역할을 한다. 감수 역시 돌처럼 단단하게 굳은 수독까지 없앨 수 있는 약재이다.

그 분은 한의원 진료까지 접고 하루 종일 대함흉탕을 4봉 복용했다. 효과는 빨리 나타났다. 처음 대함흉탕 한 봉을 먹자 어깨에서 한 짐을 내려놓은 듯, 심하게 당겨져 있던 큰 근육들이 풀어지면서 제 자리를 찾아가는 느낌이었다. 몇 차례 설사를 하면서 심장을 비롯해 몸에 있던 불필요한 물들이 진공 기기가 빨아들이듯 배출되는 것 같은 기분이라고 했다.

그렇게 4봉의 대함흉탕을 먹고 나자 저녁에는 편안하게 누울 수 있을 정도로 숨쉬기가 편해졌다. 대함흉탕을 먹는 중간에 배가 너무 뻣뻣해서 귤피지실생강탕도 복용했다. 이는 귤껍질과 생강이 주재료인 처방으로 서늘한 물이 살짝 뭉친 경우에 주로 처방한다. 귤피지실생강탕을 한 봉 먹자 코에서 따뜻한 바람이 나오면서 배가 한결 편해졌다.

"저 역시 한의사이면서도 막상 호흡곤란으로 질식해 죽을 것 같다는 공포감이 드니 병원으로 달려가 천식 흡입기와 산소 호흡기를 끼고 싶은 마음이 절로 들더군요. 호흡곤란이 아무리 심해도 차분하게 수독을 없애면 금방 좋아질 수 있다는 것을 실감한 소중한 경험을 했습니다."

천식은 단기간에 완치가 가능한 질병이 아니다. 하지만 수독이 쌓이지 않도록 관리만 잘해도 극심한 호흡곤란으로 고생할 위험이 대폭 줄어든다. 그 일이 있은 후 그분은 스스로 철저하게 관리를 잘해 몇 년이 지난 지금까지 평온하게 잘 지내고 있는 중이다.

🥛 알레르기 비염, 열독보다 수독이다

비염 역시 천식과 같은 알레르기 질환이다. 코의 점막은 항상 적절한 습도와 온도를 유지해야 한다. 그런데 끈끈해진 수독이 코 점막에 엉겨 붙어 있으면 과하게 습해져 아주 사소한 자극에도 예민하게 반응하게 된다. 물론 수독이 알레르기 비염을 일으키는 원인의 전부는 아니다. 진액이 부족해 코 점막이 건조해지거나 열이 과해 코 점막이 뜨겁거나 반대로 열이 너무 부족해 코 점막이 차가워도 알레르기 비염이 생길 수 있다. 하지만 알레르기 비염은 대부분 열독보다는 수독이 주원인이다.

40대 초반의 장미경 씨는 어렸을 때부터 비염을 앓았다. 환절기만 되면 대책 없이 콧물이 줄줄 흐르고 재채기가 나서 민망할 때가 한두 번이 아니다. 평생 달고 살아야 하는 병으로 받아들이고 조심하며 살았는데, 최근 증세가 더욱 악화되었다. 코가 막혀 숨을 못 쉬다보니 머리도 아프고 어지럽다. 목과 어깨 통증으로 고개를 돌리지도 못한다. 비염이 심하니 소화도 잘 안 된다. 조금만 음식이 입에 안 맞아도 바로 설사를 한다.

복진을 해보니 수독이 많이 쌓여 있었다. 물은 많이 마시는 편이 아니었지만 우유, 요플레 등의 유제품과 과일을 많이 먹은 것이 화근이었다. 백호, 대시호 등 열 빼는 처방과 대함흉탕, 대함흉환 등 수독을 빼는 한약을 20일치 처방했다.

20일 후에 본 장미경 씨는 매우 편안해보였다. 코막힘도 줄었고, 어지럼증과 설사도 없고, 어깨가 덜 아파 고개를 돌릴 수 있게 되었다며 좋아했다. 장미경 씨의 경우 전형적인 비염의 증상인 코막힘 외에 소화불량, 어지럼증, 목과 어깨의 통증이 나타났던 이유는 위장 쪽에 담음이 차오르고 그 담음이 흉부 위쪽으로 침범했기 때문이다. 또한 위장에 쌓인 담음이 이미 염증을 만든 상태라 기존의 백호, 대시호, 대함흉탕, 대함흉환 외에 염증을 달래주는 배농산급 처방을 했다. 배농산급은 감초, 길경, 생강, 대추, 작약, 지실 등으로 만든 한약으로 항염증, 항궤양, 항알러지작용, 항혈전작용 등을 한다. 20일치 한약을 더 복용한 후 장미경 씨는 편안한 일상을 되찾을 수 있었다.

🥛 누웠을 때 더 숨이 차면 99% 수독 때문이다

폐에 물이 차도 당연히 숨이 차다. 원래 폐에는 소량의 액체가 존재한다. 폐는 흉막이라는 얇은 막으로 둘러싸여 있는데, 이 흉막은 폐를 덮는 흉막과 흉벽, 횡격막, 종격동을 덮는 벽측 흉막으로 구분되며 흉막과 흉막 사이에는 흉막강이라는 공간이 있다. 이 공간에는 약 5~10ml의 흉수가 있는데, 호흡운동을 할 때 폐를 확장하고 폐와 흉벽을 연결해 폐가 팽창할 수 있도록 돕는다.

정상적인 흉수는 벽측 흉막에서 생성되고, 양이 많아지면 모세혈관을 통해 흡수돼 일정한 양을 유지해야 한다. 그런데 어떤 이유에서든 흉수의 양이 많아지면 숨이 차기 시작한다. 흉수가 많아지는 이유는 크게 두 가지로 구분할 수 있다. 하나는 심부전, 신부전, 간경변증 등의 질병이 원인이 되어 발생하는 것이고, 세균성 폐렴, 결핵, 악성 종양과 같은 질병으로 흉막 자체에 문제가 생겨 발생하기도 한다. 전자의 원인에 의해 발생한 흉수를 '여출성 흉수', 후자의 원인으로 발생한 흉수를 '삼출성 흉수'라고 부른다.

무엇이 원인이 되었든 필요 이상으로 흉수가 많아졌다는 것은 이미 수독이 몸에 많이 쌓였다는 것을 의미한다. 신장이 제 기능을 하지 못할 때는 말할 것도 없고, 심장이 제 기능을 하지 못할 때도 수분대사에 문제가 생긴다. 심장이 좋지 않을 때 폐에 물이 차는 기전은 다음과 같다.

심장은 우리 몸 구석구석에 혈액을 보내는 일을 한다. 심장의 좌심실에서 혈액을 내보내면 그 혈액은 우리 몸 구석구석을 돌아 다시 심장의 우심방, 우심실을 거쳐 폐로부터 깨끗한 산소를 공급받고 좌심방을 거쳐 좌심실로 간다. 그런데 심장 기능이 저하되면 심장의 좌심실이 피를 잘 내보내지 못하고 결국 폐에 혈액이 고이게 된다. 이 상태가 지속되면 모세혈관 내의 압력이 높아져 혈액 성분이 모세혈관을 통해 폐포_{허파꽈리}에 스며든다. 폐포는 혈액 속에 있는 이산화탄소를 빼내고 대신 산소를 공급해주는 역할을 한다. 그곳에 물이 차면 산소교환이 안 돼 숨이 찰 수밖에 없다.

꼭 폐에 물이 차지 않아도 비염이나 천식 등과 같은 질병으로 숨이 찰 수도 있다. 구분하는 방법은 간단하다. 폐에 물이 차 숨이 찬 경우는 누웠을 때 증상이 더 악화되고, 앉거나 서면 완화되는 특징이 있다. 누우면 폐 아래에 차 있던 물이 폐 전반에 퍼지기 때문에 나타나는 현상이다.

폐에 물이 차 숨이 찰 때는 수독부터 없애야 한다. 불필요하게 많은 물을 빼내면서 물이 찬 근본적인 원인을 해결해야 한다. 심장이 좋지 않으면 심장을 강화하고, 신장이 좋지 않으면 신장 기능을 회복시켜야 또 다시 물이 차는 일이 반복되지 않는다. 다행히 수독을 없애면 심장이나 신장의 부담을 줄여주어 약해졌던 기능이 상당 부분 회복된다.

숨이 차 호흡을 제대로 할 수 없는 상황에서는 대부분 극심한 공포를 느낀다. 그렇게 숨을 못 쉬다가는 죽을 수도 있겠다는 생각에 병원으로 달려가 산소 호흡기에 의지해서라도 숨을 편하게 쉬고 싶은 생각이 들기 마련이다. 하지만 산소 호흡기는 근본적인 해결책이 아니다. 두렵겠지만 차분하게 몸에 쌓인 수독부터 빼야 한다.

병원에서 심장판막에 문제가 있어 수술을 권유받았던 환자 중 수독을 집중적으로 치료해 위험한 고비를 넘긴 분이 있다. 50대 중반의 박말순 씨가 주인공이다. 박말순 씨는 1996년에 심장판막이 좋지 않아 수술을 한 적이 있다. 그 후 약 10년 동안 잘 살았는데, 최근 조금만 움직여도 예전처럼 숨이 차 병원에 갔더니 심장판막 중 대동맥판이 두꺼워지고 삼천판이 얇아져 피가 역류하고 있고, 심장이 커졌다고 했다. 그대로 두면 점점 나빠져 숨쉬기가 더욱 힘들어질 것이니 대동맥판과 삼천판을 갈아 끼우는 수술을 하자는 것이다.

현대의학이 많이 발달해 심장판막 수술 성공률이 높고 안전하다는 것을 알면서도 박말순 씨는 또 다시 수술하는 것이 죽기보다 싫었다. 수술을 하지 않고도 숨 찬 증상을 없앨 수 있는 방법을 찾던 중 비슷한 증상으로 고생하다 한약을 먹고 나은 지인의 소개로 한의원을 찾았다.

복진을 해보니 온몸에 물이 가득 찬 상태였다. 배 어디를 눌러도 다 아프다며 고통스러워했다. 가슴을 눌러보니 심장이 커져 있는 상태라 그런지 심장이 뛸 때마다 가슴을 누르고 있는 손을 엄청난 힘으로 밀어내는 느낌이었다.

심장 수술을 하면 일반적으로 와파린이란 혈전용해제와 이뇨제를 복용해야 한다. 자신의 판막을 성형한 경우에는 3~6개월 후 와파린과 이뇨제를 끊을 수 있지만 박말순 씨처럼 인공판막으로 대체한 경우는 평생 복용해야 한다. 약 10년 동안 이뇨제를 복용해서 그런지 신장도 많이 약해진 상태였다.

혈전용해제는 끊기가 어렵지만 이뇨제는 얼마든지 한약으로 대체할 수 있다. 오랫동안 양약을 복용한 환자들은 양약을 끊는 것을 두려워한다. 그래서 일단 이뇨제를 끊고 2일만 한약을 복용해볼 것을 권했다. 2일간 이뇨제 대신 목방기탕을 먹고 별 탈이 없음을 확인한 후 박말순 씨는 본격적으로 한약을 복용할 의사를 밝혔다.

수독을 집중적으로 빼는 목방기, 방기황기를 보름치 처방했다. 박말순 씨의 경우 심장이 좋지 않을 뿐만 아니라 갱년기로 인해 열이 나는 증상이 있어 열을 내리는 대시호, 황련아교, 백호, 치자시 처방을 병행했다. 약 두 달간 수독을 빼고 열을 내리는 한약을 복용한 결과 숨쉬기가 한결 편해졌고, 열이 오르는 횟수도 줄었다. 심장이 가끔씩 세게 뛰기는 했지만 잠은 편안하게 잘 잤다.

심장판막은 체중이 많이 나갈수록 그만큼 혈액을 많이 내보내고 받아들여야 하기 때문에 부담을 느낀다. 박말순 씨의 경우 체중이 많이 나가는 편이었다. 특히 배에 살이 많이 쪄 심장을 압박하면서 대동맥판이 열리고 닫히는 것을 방해하는 상황이었다. 한약을 계속 복용하면서 식사량을 반으로 줄이고 꾸준히 운동을 하면서 체중을 감량하자 숨쉬기가 한결 편해졌다. 물도 목이 마를 때만 마시면서 필요 이상으로 수분을 많이 섭취하지 않도록 조심했다.

약 5개월쯤 지난 후부터는 대함흉탕을 처방했다. 워낙 수독이 많아서인지 생각보다 수독이 빠지는 속도가 더뎌 돌처럼 단단해진 수독을 없애는 강력한 처방인 대함흉탕을 썼다. 그 결과 심장을 누르던 윗배의 살이 눈에 띄게 빠졌다. 가슴을 눌러보니 심장이 뛰어 밀어내던 힘이 50% 이상 줄어든 것으로 느껴졌다. 이는 심장의 크기가 상당 부분 줄었다는 것을 입증하는 증거다.

한 번 망가진 심장판막 질환은 사실 완치가 어렵다. 더 나빠지지 않도록 잘 관리하는 것이 최선이다. 상태가 더 나빠지면 수술 외에는 방법이 없는데, 수독을 빼고 수독이 열과 만나 가래의 형태로 폐에 낀 것을 없애주면 수술을 하지 않고도 건강하게 일상생활을 할 수 있다. 병원에서 심장 수술을 권유받았던 환자들이 수독을 없애고 열을 내려주는 한약을 복용하고 호전되는 것을 볼 때마다 수술만이 능사가 아님을 확인하곤 한다.

🥛 이뇨제, 수분대사를 교란하는 주범

어떤 이유에서든 폐에 물이 차 호흡곤란이 와서 병원에 가면 제일 먼저 이뇨제를 투여해 물을 빼는 일부터 한다. 그럴 수밖에 없다. 하지만 폐에 물이 찬 근본적인 원인을 해결하지 못하면 숨을 못 쉬는 끔찍한 상황이 또 다시 되풀이될 수 있다.

문제는 명확한 원인을 밝히기가 쉽지 않다는 것이다. 원인을 밝혔어도 심부전증, 심장판막증, 폐암 등 단기간에 치료를 할 수 없는 질병으로 인한 것이라면 이뇨제로 물을 빼도 또 다시 물이 찰 수 있으므로 안심하기 어렵다. 결국 지속적으로 이뇨제를 써야 하는데, 그로 인한 부작용이 만만치 않다.

심부전으로 폐에 물이 차 의식을 잃고 응급실에 실려 갔던 할머니 한 분이 내원했던 적이 있다. 폐에 찼던 물을 뺀 후 의식을 되찾았지만 이후 이뇨제를 복용해야만 했다. 이뇨제 때문인지 화장실에 자주 들락거려야 했지만 예전처럼 숨이 하늘에 닿을 것처럼 차지는 않았다.

하지만 몇 년 동안 이뇨제를 복용하면서 또 다른 문제가 생겼다. 이뇨제로 수분을 너무 많이 뺏겨서 그런지 항상 입이 말랐다. 수시로 물을 마셔도 갈증이 사라지지 않았다. 그래도 입이 마른 정도는 그럭저럭 참을 만했다. 생전 변비라고는 모르고 살았는데 일주일에 한 번 겨우 변을 볼 정도로 변비가 심했다. 배출을 못하니 입맛도 없고 소화도 안 돼 나날이 기력도 떨어졌다. 병원에 고통을 호소해도 숨이 차지 않으려면 어쩔 수 없는 일이라고 했다.

문진과 복진을 해보니 할머니는 신장이 많이 망가진 상태였다. 이뇨제를 장기 복용하면 대부분 신장 기능이 약해진다. 수분대사를 관장하는 신장이 망가지니 불필요한 물을 배출하기 위해서는 점점 더 많은 양의 이뇨제를 써야 하고, 그럴수록 신장은 더욱 망가지는 악순환이 되풀이 된다.

생각보다 이뇨제는 광범위하게 사용되고 있다. 40대 이상 성인 10명

중 4명이 걸린다는 고혈압만 해도 혈압을 조절하는 약 중 상당수가 이뇨제 종류이다. 혈액의 양이 많으면 혈압이 올라간다. 따라서 이뇨제로 혈액 속에 포함되어 있는 수분을 **빼면** 혈압을 낮출 수 있다. 대신 장기 복용하면 신장이 망가질 위험이 커진다.

한약재 중에서도 양약인 이뇨제와 같은 역할을 하는 약재들이 많다. 수독을 **빼는** 약들은 대부분 이뇨작용을 한다. 하지만 이런 약재들은 신장에 영향을 주지 않는다. 또한 한의학에서는 수독을 빼는 처방과 함께 약해진 신장을 회복하는 처방을 함께 하기 때문에 안전하다.

할머니의 경우 몇 년 동안 이뇨제를 복용해 신장이 워낙 말라 있는 상태라 적절한 진액과 신장이 움직이는 데 필요한 적당한 열을 더하는 처방을 했다. 신장 기능을 회복하면서 이뇨제 복용량을 줄일 수 있었고, 지금은 최소한의 이뇨제만 복용하고 있는 중이다. 이뇨제를 복용하면서 잃어버렸던 입맛도 어느 정도 되찾고, 변비도 많이 개선되었다.

03

여성질환의
숨겨진 원인

여성은 남성에 비해 기초대사량이 낮고, 근육량도 적어 몸에서 생성하는 열이 상대적으로 적다. 열은 체내의 수분을 증발시키는 역할을 한다. 우리 몸속에 있는 물은 소변으로도 배출되지만 땀으로도 발산된다. 땀은 우리 몸에 적당한 열이 있을 때 잘 나기 때문에 아무래도 여성보다 열이 많은 남성이 땀이 잘 난다. 그만큼 남성이 몸속의 수분을 잘 처리할 수 있다는 얘기도 된다.

이처럼 여성은 남성에 비해 생리적, 구조적으로 수분 배출 능력이 약해 수독이 쌓이기 쉽다. 그런데도 남성들보다 물을 더 많이 마시는 경우가 많다. 주변에서 습관적으로 차나 커피, 물을 마시는 여성들을 보는 것은 그리 어려운 일이 아니다.

수독은 만병을 일으킬 수 있는 요인이지만 특히 여성질환과 밀접한 관련이 있다. 여성질환 중에서도 자궁질환은 100% 수독이 직·간접적으로 영향을 미친다고 해도 과언이 아니다. 실제로 생리불순, 냉, 자궁낭종, 근종 등과 같은 자궁질환은 수독을 없애면 몰라보게 호전되는 경우가 많다.

🥛 물과 혈이 엉켜 자궁을 위협한다

여성에게는 남성에게는 없는 소중한 기관이 있다. 바로 '자궁'이다. 자궁은 기본적으로 태아가 건강하게 자랄 수 있는 아기집이지만 여성호르몬을 분비해 여성을 여성답게 만들고, 여성의 건강을 지켜주는 역할도 하는 아주 중요한 기관이다.

그럼에도 자궁은 구조적으로 수독에 아주 취약하다. 일반적으로 물은 아래로 흐른다. 물이 포함된 혈액도 매한가지다. 오래 앉아 있으면 다리가 퉁퉁 붓는데, 이는 물이 아래로 흘러 다시 위로 가지 못하고 정체돼 나타나는 증상이다.

한의학에서는 우리 몸을 상초, 중초, 하초로 구분한다. 상초는 심장, 폐를 중심으로 한 흉부, 중초는 비장, 위장, 간장 등을 중심으로 하는 복부, 하초는 신장, 방광 등을 포함하는 하복부를 의미한다. 이런 기준으로 보면 자궁의 위치는 하초에 해당한다. 우리 몸 아래쪽에 자궁이 있으니 불필요하게 남아도는 물이 자궁으로 흘러 들어올 수밖에 없다. 그 물이 다시 밖으로 흡수되거나 배출되면 그래도 괜찮은데, 안타깝게도 자궁 안에 고여 있게 되는 경우가 더 많다.

흐르지 못하고 정체되어 있는 물은 썩는다. 자궁 안에서 정체되어 있는 물은 더욱 더 썩기 쉽다. 자궁 안의 자궁내막은 약 한 달을 주기로 두꺼워졌다가 탈락하기를 반복한다. 보통 월경이 끝난 직후부터 자궁내막이 서서히 두꺼워졌다가 배란기에 최고조에 달하고, 배란 이후에는 자궁내막이 탈락된다. 자궁내막에는 수없이 많은 나선형 혈관들이 있는데, 이 혈관에 혈액이 몰리고 두꺼워지면서 자궁내막 또한 두꺼워지는 것이다. 이렇게 두꺼워진 자궁내막은 임신이 되면 아기를 위한 푹신한 매트리스 역할을 하지만 그렇지 않으면 자궁내막이 탈락되고 혈관들이 무너지면서 생리를 시작한다.

자궁내막을 두껍게 살찌웠던 혈액은 임신을 하지 않으면 생리로 깨끗하게 배출되어야 한다. 그런데 여러 가지 문제로 말끔하게 배출되지 못하고 자궁 안에 남아 있으면 건강에 적신호가 켜진다. 자궁 안에 흘러 들어와 고여 있던 물과 배출되지 못한 혈액 찌꺼기가 엉켜 자궁내막에 붙거나 자궁 안에 쌓이기 때문이다.

혈액과 엉킨 수독은 각종 자궁질환을 일으키는 주범이다. 몸에 수독이 쌓인 상태에서 임신을 하면 임신중독증이 발생하기 쉽고, 자궁내막에 붙어 있으면 자궁내막증이 생기기 쉽다. 또한 수독이 뭉치면 낭종이나 근종이 생길 수도 있다.

우리 몸의 조직과 장기가 튼튼하게 유지되기 위한 가장 중요한 전제 조건은 '적절한 온도'이다. 차가워져도 병이 나고, 뜨거워져도 병이 난다. 자궁도 마찬가지이다. 자궁에 수독이 생기지 않게 하려면 일단 자궁의 온도를 뜨겁지도, 차지도 않게 정상의 온도를 유지해야 한다. 자궁이 뜨거우면 열증의 수독이 생기고, 차가우면 한증의 수독이 생기기 때문이다.

예전에는 잘 먹지 못하다 보니, 피가 부족한 경우가 많아서 자궁이 차가운 분들이 많았다. 하지만 요즘엔 고열량 음식 때문에 자궁이 뜨거워서 문제가 되는 경우가 더 많다. 그렇다 보니 자궁에 쌓인 수독도 한증의 수독보다는 열증의 수독이 훨씬 많다.

'자궁은 곧 간이다.'라고 해도 지나치지 않을 정도로 자궁은 간의 지배를 받는다. 따라서 자궁 건강을 지키기 위해서는 간의 온도를 적절하게 유지해주는 것이 중요하다. 과로를 피하고, 건강한 먹거리를 먹는 것이 좋다. 요즘에는 어릴 때부터 잘못된 먹거리를 많이 먹다보니, 생리불순 생리통 등이 극심한 경우 많다. 건강한 먹거리는 굳이 멀리 찾지 않아도 된다. 한국 토종식 전통밥상을 차려 먹는다면 걱정할 것이 없다.

냉대하, 염증보다 수독이 문제다

자궁의 질에서 분비되는 액체를 '냉'이라고 한다. '냉'이라고 하면 일단 색안경을 끼고 부정적으로 보는 여성들이 많은데, 냉 자체는 나쁜 것이 아니다. 냉은 대개 여성 호르몬인 에스트로겐의 자극에 의해 나타나는 지극히 정상적인 생리적 현상이다. 정상적인 냉은 질 내부가 건조해지는 것을 막아주고, 외부의 나쁜 세균이 질을 침범하지 않도록 방패막이 역할을 한다. 부부생활을 할 때는 윤활유 역할을 하기도 한다.

정상적인 냉은 투명하고 냄새가 없다. 질 밖으로 많이 흘러나오지도 않는다. 그런데 유난히 냉이 많아지고, 색깔도 탁하고 냄새가 날 때가 있다. 이런 냉은 병적인 냉으로 비정상적으로 냉이 많이 나오는 병을 '냉대하'라고 부른다.

양방에서는 냉대하의 원인을 '염증'에서 찾는다. 질이나 자궁경부에 염증이 생기면 비정상적으로 냉이 많아지는 것으로 본다. 염증은 대부분 세균성 바이러스에 의해 생기는데, 이때의 냉은 색깔이 탁하고 좋지 않은 냄새가 나는 경우가 많다. 꼭 세균성 바이러스에 의한 감염이 아니더라도 자궁경부암과 같은 비감염성 원인 혹은 폐경 후 질이 위축된 것이 원인이 되어 냉대하가 발생하기도 한다.

한의학의 관점은 다르다. 한의학에서는 냉대하의 근본적인 원인을 수독의 한 형태인 '습담濕痰'으로 본다. 습한 수독은 차가운 한기나 뜨거운 열기와 만나 우리 몸의 기혈순환을 방해한다. 기혈순환이 잘 안 되면 수분대사에 더욱 문제가 생겨 수독이 더 많아지고, 혈액과 뭉쳐 어혈이 생성된다.

자궁에 쌓인 수독을 오래 방치해 돌처럼 딱딱하게 굳으면 수독이 염증의 원인이 되기도 한다. 단단해진 수독이 자궁에 상처를 내거나 혈액과 엉키면서 나쁜 독소를 배출하면, 질이나 자궁이 약해져 염증이 생길 수 있다. 자궁이 약해진 상태에서는 감염성 세균이 자궁을 침범하기도 쉽다.

이처럼 냉대하는 수독이 근본 원인인 경우가 많으므로 냉대하를 효과적으로 치료하려면 수독을 없애야 한다. 감염성 세균에 의해 염증이 생긴 경우라면 감염성 세균을 없애는 치료가 필요하지만, 감염성 세균이 잘 번식하는 수독 환경을 함께 치료해야 냉대하가 재발할 위험이 줄어든다.

세균성 바이러스에 의한 냉대하가 아니라면 치료는 더욱 간단하다. 몸을 따뜻하게 해주면서 수독을 없애주면 금방 호전된다.

수년 동안 냉대하로 고생하다 수독을 치료함으로써 지긋지긋한 냉대하로부터 해방된 분이 있다. 40대 중반의 김연희 씨는 지난 몇 년 간 냉대하로 산부인과를 제집처럼 드나들었다. 냉이 많아도 보통 많은 것이 아니었다. 어찌나 냉이 많은지 부부생활을 하면 이불이 다 젖을 정도로 냉대하가 심했다.

산부인과에서는 염증 소견이 있지만 세균성 바이러스는 검출되지 않았다며 염증을 가라앉히는 소염항생제를 처방해주었다. 약을 복용하면 좀 나아지는 것 같다가도 약을 끊으면 또 다시 재발하기를 반복했다. 그러면서 점점 더 냉대하가 심해져 혹시나 하는 마음으로 내원했다. 양방으로는 치료가 안 되니 혹시 한방에서는 치료가 가능할까 싶어 내원했다고 했다.

∶ 냉대하를 없애는 데 도움이 되는 생활습관 ∶

냉대하는 수독이 자궁에 집중되었을 때 주로 생기는 질병이다. 수독이 쌓이는 가장 근본적인 원인은 몸에 과도하게 쌓인 물이 소변으로 시원하게 배출되지 못한다는 데 있다. 따라서 수분대사를 관장하는 신장과 방광 기능을 회복시켜주는 것이 중요하다. 하지만 신장과 방광 기능을 정상화시켜도 일상생활 속에서 지나치게 수분을 많이 섭취하거나 자궁을 습하게 만들면 신장과 방광이 약해져 또 다시 수독이 쌓일 수 있다. 냉대하가 있다면 특히 다음과 같은 생활습관을 주의해야 한다.

1. 수분 섭취를 줄인다
습한 기운을 없애려면 수분 섭취를 줄여야 한다. 여기서 수분이란 단순히 물뿐만 아니라 주스, 차, 커피, 각종 음료수, 과일 등이 모두 포함된다. 평소 이런 마실 것을 즐기던 분이라면 가능한 한 끊거나 줄이도록 한다.

2. 통풍이 안 되는 옷을 입지 않는다
자궁은 기본적으로 습한 곳이다. 그런데 꽉 끼는 청바지나 스타킹, 합성섬유 속옷이나 팬티라이너와 같이 통풍이 잘 안 되는 옷을 입으면 자궁이 더욱 습해질 수 있으므로 조심해야 한다.

3. 드라이기, 질 세정제 모두 금물
질이 습하다고 함부로 드라이기를 사용하거나 화학 질 세정제로 깊숙이 씻으면 절대 안 된다. 오히려 질과 자궁의 면역력이 약해져 감염의 위험도 높아지고 더 습해지기 쉽다.

김연희 씨를 보니 전형적인 수독형 체형을 갖고 있었다. 피부가 하얗고 전체적으로 통통한 체형이었다. 복진을 해보니 아랫배에 수독이 특히 많은 것으로 진단되었다. 복탄력은 2.5 정도로 약한 편이라 수독이 물의 형태에 가까운 것으로 추측되었다.

몸을 따뜻하게 해주면서 자궁에 쌓인 뜨뜻미지근한 수독을 없애주는 방기황기탕을 보름치 처방했다. 효과는 빠르게 나타났다. 한약을 복용한 지 보름 만에 수독이 거의 다 빠져 추가로 처방이 필요 없을 정도였다. 몇 년 동안 애를 써도 낫지 않던 냉대하가 불과 보름 만에 눈에 띄게 호전되니 김연희 씨도 믿기지 않는 눈치였다.

염증으로 인한 냉대하였다면 완치하는 데 좀 더 시간이 걸렸을 것이다. 하지만 어떤 원인에 의한 냉대하라 해도 수독을 없애면 반드시 호전된다. 냉대하의 근본적인 원인이 수독이기 때문이다.

🥛 자궁낭종은 물론 근종까지 OK!

흔히 발생하는 자궁질환 중 하나가 자궁낭종과 자궁근종이다. 자궁낭종과 자궁근종은 자궁 안에 생긴 일종의 혹이다. 다만 낭종이 속에 물이 가득 찬 물혹이라면, 근종은 속이 근육으로 찬 혹이라는 점이 다르다.

혹이 생기는 위치도 차이가 있다. 우선 자궁근종은 자궁 대부분을 이루는 평활근에 주로 생긴다. 서양의학에서는 자궁의 평활근을 이루는 세포 중 하나가 비정상적으로 증식해 자궁근종이 발생한다고 보고 있다. 이에 비해 낭종은 주로 난소에 많이 생긴다. 이를 난소낭종이라 부르는데, 생리를 하는 여성이라면 나이와 상관없이 흔하게 걸릴 수 있는 양성 종양이다.

자궁근종이든 난소낭종이든 대부분 증상이 없다. 자궁근종은 약 25% 정도만이 자각증상을 느끼고, 난소낭종의 경우는 거의 대부분이 증상을 느끼지 못한다. 양성 종양이어서 암으로 진행할 가능성도 없으므로 자궁에 혹이 있다고 지레 겁을 먹을 필요가 없다.

그렇다고 모르는 척 방치해서도 안 된다. 자궁근종이 있으면 임신이 잘 안 될 수도 있고, 생리불순으로 고생할 수도 있다. 자궁근종이 있을 경우 생리양이 많아지거나 생리통이 심해지고 월경주기가 길어지는 증상이 나타난다. 생리기간이 아닌데도 하혈을 하기도 한다.

난소낭종은 크게 기능성 낭종과 종양성 낭종 두 가지가 있다. 기능성 낭종은 크게 걱정하지 않아도 된다. 크기가 8cm 미만인 낭종은 대부분 2개월 가량 지나면 저절로 크기가 줄어들면서 사라지기 때문이다. 반면 종양성 낭종은 난소암으로 진행할 가능성이 있기 때문에 적극적으로 치료해야 한다.

자궁근종이든 난소낭종이든 크기가 작을 때는 경과를 지켜보는 것이 일반적이다. 그러다 크기가 7~8cm 이상 커지면 병원에서는 대부분 수술을 권한다. 심지어는 자궁 전체를 들어내는 자궁적출술을 권하기도 한다. 여성에게 있어 자궁은 가슴 못지않게 중시하는 기관이다. 자궁을 들어냈을 때의 상실감은 상상 이상으로 크다. 자궁적출술을 권유받은 환자들은 대부분 크게 상심한다.

꼭 수술을 하거나 자궁을 들어내야만 할까? 한의학에서는 자궁근종과 낭종이 생기는 원인 역시 수독에 있다고 보고 있다. 수독으로 배가 습해 자궁의 기혈순환이 원활하지 않으면 습담과 어혈이 뭉치면서 혹이 생긴다. 액체 형태의 물이 많으면 낭종물혹, 습담과 어혈이 똘똘 뭉쳐 단단해지면 근종이 되는 것이다.

이처럼 수독이 근종과 낭종의 근본 원인이므로 수독을 없애면 수술을 하지 않고도 근종과 낭종을 없애거나 크기를 줄일 수 있다. 물이 대부분인 낭종을 없애는 것은 식은 죽 먹기처럼 쉽다. 근종은 낭종보다는 어렵지만 충분히 가능하다. 실제로 병원에서 수술을 권유받을 정도로 종양의 크기가 커 고민하다 수독을 없애 종양의 크기를 줄이거나 사라지게 한 예가 수도 없이 많다.

40대 중반의 서미희 씨는 원래 이명과 가려움증으로 내원했던 분이다. 내원하기 1년 전 쯤 뇌막을 떼내 고막자리에 이식하는 수술을 받았다. 수술은 성공적이었으나 회복하는 과정에서 몸이 가렵고, 이명이 생겼다. 귀에서 진물이 나는 느낌도 있어 병원에 가보면 별 이상이 없다고 했다.

이명은 전형적인 수독 증상 중 하나다. 귀에 물이 차면 소리를 전달하는 파동에 이상이 생겨 이명이 생긴다. 가려움증도 수독이 원인인 경우가 많다. 피부에 좋은 진액은 부족해 건조하면서도 나쁜 수독이 쌓여 있을 때 종종 가려움증이 동반된다.

복진을 해보니 심하지는 않지만 수독이 쌓인 상태였다. 대변은 잘 보지만 소변은 하루에 4회 정도로 적게 보는 편이었고, 한 번에 배출하는 소변양도 많지 않았다. 협하옆구리 아래와 심하명치 이하는 눌렀을 때 물컹했지만 아파했다. 반면 가슴을 압박하면 오히려 통증이 줄어 편안해 했다. 이런 증상을 '희안'이라고 하는데, 이는 흉부에 진액이 부족할 때 주로 나타나는 증상이다.

복령, 계지, 백출 등 수독을 빼는 한약재를 주재료로 한 영계출감탕을 처방했다. 영계출감탕은 심하에 담음이 있고, 어지럽고 가슴이 두근거릴 때 주로 처방하는 한약이다. 이 약을 2주 정도 복용하고 이명과 가려움증은 눈에 띄게 좋아졌다.

이명과 가려움증이 거의 완치되었을 즈음 서미희 씨는 또 다른 문제를 호소했다. 원래 약 3~4cm 가량의 자궁근종이 두 개 있었는데 한약을 복용하면서 커졌다며 걱정스러운 표정을 감추지 못했다. 근종이 커지면서 생리양이 많아지고 생리혈 덩어리도 크게 늘었다.

자궁근종도 수독과 밀접한 관련이 있기 때문에 수독을 없애면 자연스럽게 자궁근종도 호전된다. 그런데 임상경험에 비추어 보면 자궁근종은 점점 작아지면서 없어지기도 하지만 점점 부풀면서 터져 없어지는 경우도 많다. 풍선을 불 때 풍선 표면이 얇아지는 것처럼 혹들이 부풀면서 부드러워지고 표면이 얇아지면서 터지면서 소멸하기도 하는 것이다. 그런데 검사 상 단순히 근종이 커졌다는 것만으로 치료를 중단하는 환자들이 있어 안타까울 때가 한두 번이 아니다.

다행히 서미희 씨는 이명과 가려움증이 호전된 경험을 해서인지 걱정을 하면서도 나를 믿고 따라주었다. 3~4cm 정도였던 근종이 각각 7cm, 5cm로 커지면서 좀 더 적극적으로 수독을 치료하는 처방을 했다. 계지가작약, 소시호, 방기황기, 목방기를 15일간 복용한 후 딱딱하게 굳어 있던 복직근이 많이 풀렸고, 아랫배도 많이 부드러워졌다. 생리양과 생리혈 덩어리도 많이 줄었다. 약 한 달 가량 똑같은 처방의 한약을 더 복용하자 생리가 훨씬 더 정상화되었다.

자궁질환은 수독을 없애는 것만으로는 효과적으로 치료하기가 어렵다. 어혈을 함께 풀어주고, 과도한 생리로 부족해진 혈액을 보충해야 가장 건강한 자궁으로 회복할 수 있기에 궁귀교애탕을 함께 처방했다. 이 한약은 천궁, 아교, 감초, 애엽, 당귀, 건지황, 백작약, 건강을 넣어 만든 한약으로 생리량이 많고 생리통이 심할 때, 해산 후 출혈이 계속될 때 주로 쓰는 처방이다.

약 한 달 동안 한약을 복용하면서 생리가 아주 건강해졌다. 보통 자궁근종이 있으면 생리양도, 생리혈 덩어리도 많아진다. 생리양도 줄고 생리혈 덩어리가 보이지 않는다는 것은 자궁근종이 호전되었다는 긍정적인 신호일 수 있다. 아니나 다를까, 병원에서 초음파를 해보았더니 자궁근종의 크기가 현저히 줄어든 상태였다. 하나는 3cm였고, 다른 하나는 1cm 미만으로 잘 보이지도 않았다.

아직 서미희 씨의 자궁근종이 완전히 사라지지는 않았다. 하지만 수독 치료를 끝내고 1년이 지난 지금까지 한약을 복용하지 않음에도 더 이상 자궁근종은 커지지 않고 있다. 배도 많이 편안해졌다. 생리 때마다 서미희 씨를 괴롭혔던 생리통과 복부팽만감도 지금은 거의 느끼지 못한다.

질병을 치료하는 데는 환자와 의사의 상호신뢰가 중요하다. 한방이든 양방이든 다 마찬가지다. 일시적으로 자궁근종이 커졌음에도 나를 믿고 끝까지 따라 준 서미희 씨가 새삼 고맙다.

자궁내막증은 치료된다

40대 초반의 박수희 씨가 자궁내막증과 자궁선근종으로 내원했다. 자궁내막증은 쉽게 말하면 자궁 안에 있어야 할 자궁내막 조직이 자궁 밖에 존재하는 질병이다. 가임기 여성 10명 중 1~1.5명이 걸릴 수 있는 비교적 흔한 자궁질환이다.

자궁선근종도 자궁내막과 관련이 있다. 자궁 근육 내부에는 자궁내막 조직이 들어 있는데, 자궁선근종은 자궁근육과 자궁내막이 같이 증식하는 질병으로 자궁근종과 마찬가지로 35~45세 여성에게서 많이 발생한다.

박수희 씨는 약 8여 년 전에 항암치료를 받은 적이 있다. 하필이면 암세포가 눈 가까이에 있어 수술이 어려웠다. 내로라하는 대형병원들이 대부분 포기한 상황에서, 세브란스 병원에서 내시경 특수방사선을 이용한 항암치료를 해보자고 했다. 치료를 시작한 지 3년 동안은 정말 힘들었다. 중간에 전이까지 되어 포기하고 싶은 마음도 있었지만 이를 악물고 항암치료를 견뎠고, 다행히 암을 극복할 수 있었다.

하지만 하나를 얻는 대신 하나를 잃는 게 세상의 이치인지 암은 치유가 됐지만 대신 자궁에 문제가 생겼다. 항암치료를 받을 때 오랫동안 방사선 치료를 해서 생리를 못할 것이라고 했는데, 시간이 지나 몸이 많이 회복되자 생리가 시작되었다. 젊은 나이에 생리를 할 수 없다는 말을 들었을 때는 참으로 묘한 느낌이었다. 여성으로서의 역할을 하지 못한다는 자괴감과 상실감이 컸는데, 생리가 시작되자 마치 잃어버렸던 소중한 것을 되찾은 듯 기뻤다.

기쁨도 잠시, 다시 찾은 생리는 정상적이지 않았다. 생리가 불규칙했고, 하혈이 심했다. 어떤 때는 거의 손바닥만한 핏덩어리가 쏟아지기도 했다. 병원에 가서 검사를 받아보니 자궁내막증과 자궁선근종이 원인이라며 하혈을 멈추게 하는 주사를 처방했다.

그때부터 하혈을 하면 호르몬 치료를 하기 시작했다. 황체 호르몬제를 24시간 단위로 복용했고, 생리통이 심하면 진통제를 추가로 복용했다. 하혈을 많이 하니 빈혈을 방지하기 위해 철분제도 먹었다. 부작용이 만만치 않았다. 식사를 잘 못하고, 억지로 해도 소화가 잘 안 되기 일쑤였다. 특별히 먹은 것도 없는데 평소에도 배가 많이 부어올랐고,

심지어 자궁이 골반 밖으로 나와 배가 가득 찬 느낌이 들었다. 밤에는 잠이 안 와 뜬눈으로 밤을 새운 적도 많다. 소변도 너무 자주 보았다. 항암 치료를 받던 중 이뇨제를 많이 복용해서 그런지 밤에도 수시로 소변이 마려워 더욱 더 잠을 설쳤다.

 복진을 해보니 살짝만 눌러도 수분혈은 말할 것도 없고 배 전체가 다 아프다고 했다. 가슴을 누르면 너무 답답해 구토가 나올 지경이었다. 수독이 많이 쌓여 있을 때 나타나는 전형적인 증상이었다.

 자궁내막증과 자궁선근종은 사실 100% 수독이 원인인 질병은 아니다. 서양의학에서 자궁내막증의 원인은 아직까지 정확하게 밝혀지지 않았다. 다만 생리혈이 질로 배출되지 않고, 복강 내로 역류하거나 면역체계에 이상이 있을 때 발생하는 것으로 추정된다. 일반적으로 복강 내로 역류한 생리혈은 저절로 없어진다. 그런데 제대로 생리혈이 제거되지 못하고 생리혈에 포함되어 있는 자궁 내막 조직이 자궁 외 난소나 복강 내 다른 장소에서 자라나면 이것을 자궁내막증이라고 한다. 면역체계의 이상으로 면역기능이 떨어지면 복강 내로 역류한 자궁내막을 제거하는 능력이 감소해 역시 자궁내막증을 유발하는 것으로 추정되고 있다.

 생리혈이 역류한다는 것은 기본적으로 기혈순환에 문제가 있다는 것을 의미한다. 수독은 혈독과 함께 기혈순환을 방해하는 중요한 원인이다. 자궁이 수독으로 냉해진 상태에서 기혈순환이 잘 안 되면 생리혈이 제대로 배출되지 못하고 역류할 수 있다.

자궁선근종도 마찬가지다. 한의학에서는 기혈순환이 잘 안 되면 수독과 어혈이 뭉쳐 자궁근육과 자궁내막이 비정상적으로 같이 증식하는 것으로 보고 있다.

박수희 씨의 경우 호르몬제를 끊고 수독을 없애는 것이 시급했다. 호르몬제를 끊었더니 하혈이 심했다. 그럼에도 호르몬제 복용을 중단하고 대황감수탕을 복용했더니 8~9일째 되는 날부터 잦아들기 시작해 2주쯤 지나자 하혈이 멈췄다. 대황감수탕은 수독과 혈독이 서로 엉켜 아랫배가 불러오를 때 주로 쓰는 처방이다.

대황감수탕은 돌처럼 단단한 수독을 푸는 강력한 해독제이므로 오래 쓰면 안 된다. 그래서 어느 정도 하혈이 진정된 이후에는 목방기, 방기황기, 방기지황, 방기복령 등 수독을 빼는 다른 처방을 했다. 20일쯤 복용하고 아랫배 통증과 부풀어 오른 것처럼 느껴져 불편했던 자궁도 많이 편안해졌다. 복진을 해보니 수독이 정말 많이 빠졌다. 자궁내막증과 자궁선근종은 자궁근종이나 낭종처럼 수독을 없앤다고 금방 완치가 되지 않는다. 하지만 수독과 혈독이 엉켜 있는 것을 풀려면 수독을 모른 척해서는 안 된다. 비록 시간은 많이 걸리지만 꾸준히 수독을 없애고, 기혈순환을 도와 냉해진 자궁을 따뜻하게 만들면 반드시 좋아진다.

30대 후반의 정미옥 씨도 자궁선근종으로 고생한 분이다. 첫째를 출산한 지 2개월쯤 산후풍 때문에 처음 한의원을 찾았다. 임신 기간 내내 자궁선근종이 있어 극심한 통증에 시달렸고, 꽤 많은 시간을 입원해 있었다. 항생제와 진통제에 의지하며 치료를 했다.

힘든 시간을 견디고 제왕절개로 출산을 했는데, 자궁출혈이 멈추지 않아서 7일간 입원하면서 수혈을 많이 받았다. 출산 후에도 회복이 잘 안 돼 손가락이 안 움직이고, 발가락, 발목, 무릎, 허리, 손목, 손가락 등 모든 관절의 통증이 심해 한의원을 찾게 된 것이다.

산후풍은 수독이 주원인이다. 몸에 많이 정체된 수독을 풀어주는 산후조리 한약당작, 목방기, 방기황기을 처방했고, 몸이 많이 좋아졌다. 그러던 중 뜻하지 않게 출산 3개월째 둘째를 임신했다. 임신 3개월쯤부터 자궁이 원활하게 커져야 하는데, 지병인 자궁선근종 때문에 정미옥 씨는 심한 복통을 호소했다.

첫째를 임신했을 때 너무 고생을 많이해 정미옥 씨는 몹시 불안해했다. 임신 3개월부터 출산 전까지 상당 기간을 입원했던 터라 공포감은 더욱 컸다. 출산을 포기하는 것까지 고민하는 정미옥 씨를 끈질기게 설득한 끝에 한약을 복용하기로 했다. 우선 당귀작약탕을 처방했는데, 복통이 거의 사라져 그때부터 꾸준히 당귀작약탕을 복용했다.

만삭을 앞두고 정미옥 씨는 첫째 때 출혈이 멈추지 않았던 기억을 떠올리며 두려워했다. 복진을 해보니 임신 초기에 심했던 하복의 수결이 꾸준히 한약을 복용하면서 많이 풀어진 상태였고, 첫째 때와는 달리 만삭임에도 복통이 거의 없었다. 수독이 많이 풀렸다는 좋은 증거여서 정미옥 씨를 안심시켰다.

첫째 때와 마찬가지로 제왕절개를 했는데, 출혈은 정상적으로 잘 멈추었다. 그래도 혹시 첫째 때처럼 산후풍이 올까 곧바로 산후관리에 들어갔다. 출산 후 복진 시 심하비견과 하복수결 등이 있어 4방기와 대황 감수 등으로 풀어 큰 문제 없이 순조롭게 회복할 수 있었다. 지금은 육아로 인해 몸이 힘들어지면 가끔 내원해 수독 치료를 하고 있다.

수독이 많으면 자궁하수를 조심하라

여성들을 괴롭히는 질병 중 '자궁하수'라는 병이 있다. 이 병은 자궁을 지탱하는 근육이나 인대가 늘어나 자궁이 밑으로 처지는 질병이다. 자궁하수는 단순히 자궁만 내려앉는 것이 아니라 방광이나 직장도 함께 처지는 경우가 대부분이다. 그래서 자궁하수가 생기면 초기에는 별다른 증상을 느끼지 못할 수도 있지만 심해질수록 소변이 자주 마렵고, 변비가 심해지며, 아랫배가 불쾌한 증상이 나타난다.

자궁하수는 출산과 관련이 깊다. 여성이 출산을 하면 아무래도 자궁을 지탱하는 근육이나 인대가 늘어난다. 산후조리를 잘하면 늘어났던 근육이나 인대가 회복될 수 있지만 산후조리를 잘못했거나 출산 횟수가 많거나 고령 출산을 한 경우에는 회복이 잘 안 될 수 있다. 꼭 출산을 하지 않더라도 나이가 들면 근육과 인대가 느슨해져 자궁하수의 위험이 커진다. 실제로 자궁하수는 젊은 여성에게는 드물고, 주로 50~70대에 많이 발생한다.

한의학적 관점에서 보면 자궁을 지탱하는 근육이나 인대가 늘어나는 원인 역시 수독과 무관하지 않다. 근육은 적당한 수분이 있어야 탄력이 있다. 하지만 필요 이상으로 수분이 많으면 탄력을 잃고 늘어진다. 물살을 생각하면 이해하기 쉽다. 물살은 수분이 많아 물렁하고 힘이 없어 축축 처진다. 인대도 근육과 마찬가지로 적당한 수분이 있어야 말랑말랑하면서도 탄력이 넘치지만 수분이 너무 많으면 물에 젖은 솜처럼 흐물거려 자궁을 제대로 붙잡고 있을 힘이 없다.

자궁하수와 수독이 관련이 있다는 것은 환자를 치료해보면 더욱 확실히 실감한다. 자궁하수로 고생하는 환자들 대부분이 수독을 없애면 증상이 호전되었다.

78세 고영희 씨도 오랫동안 자궁하수로 고생하다 내원한 분이다. 70대 초반 즈음부터 밑이 빠지는 느낌이 들었지만 별다른 증상이 없어 그럭저럭 지냈다. 그러다 1년 전부터 자궁이 더 밑으로 내려와 질 밖으로까지 튀어나오게 되어 여간 불편한 것이 아니다. 누워서 무릎을 90도로 굽히면 당구공만한 질이 바닥에 닿을 정도다.

자궁하수라고 해도 자궁이 아예 질 밖으로 나오는 경우는 극히 드물다. 그 정도까지 자궁이 내려앉으면 수술을 하는 것도 방법인데, 산부인과에서는 고령인데다 당뇨, 혈압이 있어 수술을 할 수 없다고 해 한의원을 찾은 것이다.

복진을 해보니 전체적으로 수독이 많았다. 자궁과 함께 방광도 내려앉게 되면 방광이 압박을 받아 소변이 자주 마렵다. 그런데다 수독까지 많으니 빈뇨가 심했다. 다행히 소화는 잘 되는 편이었고, 대변도 잘 보는 편이었다.

수독을 없애기 위해 방기황기와 목방기를 처방했다. 약 2주 정도 복용하자 누웠을 때 삐져나오던 자궁이 1cm 가량 크기가 줄었다. 소변을 보는 횟수도 줄어들었다. 2주 정도 더 복용하니 바닥에 닿았던 자궁이 5cm 가량 뜨는 것을 확인할 수 있었다.

한 달 정도 더 수독을 없애는 한약을 복용하자 아침에는 완전히 자궁이 들어가고, 가만히 서 있을 때도 20분 정도는 버틸 수 있을 정도로 호전되었다. 환자는 그 정도만 되도 살 것 같다며 좋아했다. 이후 한 달 가량 더 치료를 하자 아침에 자궁이 올라간 상태로 유지되는 시간이 40분으로 늘었고, 서 있거나 걸을 때 버티는 시간도 더 늘었다.

고영희 씨의 경우 노화로 인해 자궁 근육이나 인대가 늘어나 수독을 없앤다고 완전히 자궁하수가 완치되기는 어렵다. 하지만 수독 치료로 일상생활을 무리 없이 할 정도로는 회복이 되었다. 앞으로도 지속적으로 수독이 쌓이지 않도록 관리를 잘 하면 큰 불편 없이 생활할 수 있을 것으로 기대된다.

임신중독증과 수독 증상은 일치한다

건강한 아기를 출산하는 것은 모든 산모들의 한결같은 바람이다. 현대의학이 발달하면서 요즘에는 출산하면서 산모와 아기가 위험에 빠지는 경우는 극히 드물다. 하지만 여전히 산모와 태아를 위협하는 것이 있으니 바로 '임신중독증'이다.

임신중독증은 최근에는 잘 쓰지 않는 용어로 임신성 고혈압 혹은 임신과 합병된 고혈압성 질환을 말한다. 임신중독증은 전체 산모 사망의 15%를 차지할 정도로 위험한 질병이다. 우리나라의 경우 임신중독증 발생 빈도가 약 5% 정도로 알려져 있다.

임신중독증이 생겼을 때 제일 먼저 나타나는 증상은 혈압이 오르는 것이다. 그 외에는 별다른 증상이 없으므로 초기에는 대수롭지 않게 여기는 경우가 많다. 그러나 임신중독증이 진행될수록 부종이 심해지고, 소변양이 감소하고, 두통과 상복부 복통, 시야장애가 나타난다.

임신중독증의 시작을 알리는 혈압상승은 수독이 쌓였을 때 나타나는 전형적인 증상 중 하나다. 혈압은 혈액이 혈관을 밀어내는 압력을 말한다. 정상 혈압은 수축기 혈압이 120mmHg 미만, 이완기 혈압 80mmHg 미만이다. 혈압 평균치가 수축기 혈압 140mmHg 이상 이완기 혈압 90mmHg 이상이면 고혈압으로 진단한다.

혈액이 혈관을 밀어내는 압력은 혈액의 양이 많으면 많을수록 높아질 수밖에 없다. 혈액의 양은 수분과 관련이 있다. 수분대사에 문제가 없으면 혈액 속 수분의 양은 자동으로 조정된다. 하지만 신장 기능이 나쁘거나 기혈순환이 잘 안 돼 수분대사 장애가 있으면 수분 조절에 문제가 생긴다. 보통 혈액 속에 나트륨 양이 많으면 이를 희석시키기 위해 수분을 많이 흡수한다. 그렇게 혈액의 적정농도를 맞춘 다음에는 수분을 배출해 혈액의 양을 조절하는데, 수분대사에 문제가 있으면 혈액이 계속 수분을 머금고 있어 혈액양이 많아지고 혈압이 높아진다. 고혈압이 수독에 의한 질병이라 말할 수 있는 것도 이런 이유 때문이다.

임신중독증의 주 증상인 고혈압은 수독이 주원인이므로, 임신중독증도 수독을 없애면 증상이 눈에 띄게 호전될 수 있다. 많은 분들이 임신 중에 물을 빼는 한약을 복용해도 태아에 영향이 없는지 묻는데, 걱정할 필요가 없다. 양약인 이뇨제는 여러 가지 부작용이 나타날 수 있지만 이뇨작용을 하는 한약재는 천연성분이므로 비교적 안전하다.

다만 이뇨작용을 하는 한약재는 수도 없이 많다. 똑같이 이뇨작용을 하는 한약재라도 임산부의 체질과 상태에 따라 적합한 약재가 다르므로 정확한 진단과 처방을 받아 한약을 복용하면 걱정하지 않아도 된다. 또한 수독을 빼는 것과 동시에 수분대사를 관장하는 신장과 방광의 기능을 회복하는 치료도 함께 하기 때문에 효과가 더욱 배가된다. 임신중독증은 혈허 증상을 동반하는 경우가 많으므로, 수독을 빼면서도 산모와 태아에게 부족한 혈액을 보충해주는 당귀, 천궁 등을 포함한 처방을 많이 한다.

어렵게 임신을 했는데, 임신중독증 진단을 받아 마음고생을 했던 환자가 있다. 30대 중반의 김채원 씨였는데, 결혼한 지 2년이 넘도록 아기가 생기지 않아 한의원을 찾은 분이다. 157cm 키에 74k으로 얼핏 봐도 수독이 의심스러웠다. 아침에 일어나면 얼굴이 많이 부어 있고, 결혼 후 급격히 살이 쪘다는 것으로 보아 수독이 거의 확실했다. 복진을 해보니 거의 복부 전체가 딱딱했고, 복탄력도 4나 되었다.

월경주기는 35~40일 정도였는데, 1년에 몇 개월은 무월경인 경우가 많았다. 생리통이 심한 편이였고, 생리양은 그리 많지 않았다. 생리할 때 덩어리가 자주 나왔고, 아주 심하지는 않았지만 백대하도 보였다. 식욕은 왕성한 편이었는데, 늘 소화가 안 돼 속이 더부룩할 때가 많았고, 얼굴에 땀이 많이 났다.

우선 열을 줄이고 수독을 없애는 처방을 했다. 백호탕, 대시호탕, 소함흉탕, 방기황기탕을 보름치 복용한 후 얼굴에 땀이 나고, 붓고, 소화가 안 되는 증상은 많이 호전되었다. 하지만 상복부에 딱딱하게 뭉쳐 있는 수독은 여전해 백호, 대시함, 목방기, 방기황기와 함께 어혈을 없애는 도핵승기탕을 처방했다.

수독을 꾸준히 집중적으로 없애면서 부가적으로 어혈을 풀어주는 한약을 복용하면서 김채원 씨는 드디어 그토록 원했던 임신에 성공했다. 하지만 기쁨도 잠시, 임신 5개월째에 접어들면서 임신중독증 진단을 받는다. 혈압이 150mmHg 이상으로 올라가고, 손발과 얼굴이 붓고, 소변을 시원하게 보지 못했다. 두통과 어지럼증도 나타났다. 식욕은 좋은 편이었지만 소화가 잘 안 돼 더부룩하고, 명치가 아팠다. 전형적인 수독으로 인한 증상이어서 백호, 대시함, 목방기, 방기황기, 방기복령을 처방했다.

보름치를 복용하자 김채원 씨를 괴롭히던 모든 증상이 완화되었다. 혈압도 140~150mmHg으로 떨어졌다. 이후 꾸준히 한약을 복용하면서 혈압은 130~140mmHg으로 안정되었고, 소화도 잘 되고, 부종도 많이 가라앉았다. 소변도 많이 좋아졌었는데, 임신 중기가 넘어가면서 자궁이 방광을 눌러서인지 소변을 보는 횟수가 늘었지만 염려할 정도는 아니었다.

그렇게 지속적으로 수독을 관리한 덕분에 김채원 씨는 얼마전 3.2kg의 건강한 아이를 출산할 수 있었다. 허리와 골반에 약간의 통증이 있지만 산모와 아기 모두 건강하다는 소식을 전해들었다.

04

속아픈 사람들의 공통점

 위장장애는 크게 수독이 원인인 위장장애와 열독이 원인인 위장장애로 구분할 수 있다. 위염, 역류성 식도염, 위궤양, 장염 등과 같은 질병은 이름에서 알 수 있듯이 열독이 주원인인 질병이다. 위염은 말 그대로 위에 열이 많아 염증이 생긴 질병이고, 역류성 식도염도 열이 식도를 침범해 염증을 일으킨 질병이다. 염증이 심하거나 오래 방치하면 아예 위가 헐어 구멍이 뚫리는 위궤양으로 진행하기도 한다.
 이처럼 염증을 동반하는 위장장애는 열독이 주원인이지만 수독이 원인인 위장장애도 상당히 많다. 특별한 염증이 없는데도 소화불량, 식욕부진, 복부팽만 등으로 고생한다면 십중팔구 수독이 원인일 가능성이 크다. 과민성 대장증후군도 수독과 관련이 많은 질병이다.

🥛 체끼가 반복되면 수독을 의심하라

흔히 '체했다'는 말을 많이 한다. 음식을 먹었을 때 소화가 잘 안 되고, 마치 목에 걸린 듯이 잘 넘어가지 않거나 명치 밑이 답답하고 배가 그득할 때 많이 쓰는 표현이다. 트림, 메슥거림, 구토, 설사, 상복부 통증이 함께 나타나기도 하고, 식은땀이 흐르거나 손발이 차가워지고 두통을 동반할 수도 있다.

의학적으로 '체했다'는 용어는 없다. '체했다'라는 말은 '음식들이 위장에 정체되어 있다'라는 뜻이다. 증상과 가장 부합하는 의학적 용어는 '소화불량'이다. 체한 증상은 대부분 일시적으로 나타났다 저절로 사라지는 경우가 많다. 어쩌다 한 번 체했다 회복하면 크게 걱정하지 않아도 되지만 오랜 기간에 걸쳐 반복적으로 자주 체한다면 그냥 넘길 일만은 아니다.

위에 열이 많아 염증이 생기지 않았는데도 체끼가 반복된다면 수독이 원인일 가능성이 크다. 위에 물이 많으면 입맛도 없고, 위가 냉해 음식을 먹었을 때 소화를 잘 시키지 못한다. 그런 상태에서 수독이 쌓였는지도 모르고 음식을 먹으면 자주 체할 수밖에 없다. 소화가 잘 안 되면 일반적으로 소화제를 복용하는데, 수독을 없애지 않고 소화제를 먹으면 잠시 진정될 수는 있으나 근본적인 원인이 그대로 남아 있어 언제든 다시 체할 수 있다.

41세 김정옥 씨는 습관적인 소화불량으로 고생하다 내원한 분이다. 걸핏하면 체하는데, 그때마다 명치가 꽉 막힌 듯 답답하고, 가슴에서 얼음처럼 싸한 기운이 느껴지면서 오한이 들었다. 트림이 계속 나고 구역질도 자주 나 한 번 체하면 며칠 동안 먹지를 못한다. 하루 4숟갈 정도 먹기도 힘들다. 마치 임신한 것처럼 음식을 보기만 해도 토할 것만 같다. 억지로 먹으면 가슴이 꽉 막힌 느낌이 들고 배에서 꾸르륵 소리가 많이 난다.

그러던 중 어느 날 새벽에 맥주와 쥐포, 라면을 먹다 급체를 했다. 평소보다 더 심하게 체해 가슴이 꽉 막혀 숨을 쉴 수조차 없어 이러다 질식해 죽을 수도 있겠다는 공포감까지 들었다. 며칠이 지나도 체끼가 영 가라앉지 않고, 소변과 대변 모두 시원하지를 않아 더 속이 불편해 한의원을 찾았다.

복진을 해보니 배에 수독이 많이 쌓인 상태였다. 체형도 통통하면서도 하얀 것이 전형적인 수독형 체형에 가까웠다. 물을 마시면 너무 답답한 느낌이 들고 사우나를 좋아한다는 것으로 보아 수독이 많은 것이 확실했다.

늑골과 위에 찬 수독을 빼는데 효과적인 목방기탕 거석고가복령망

초탕목방기탕—석고+복령, 망초을 20일치 처방했다. 20일 후에 내원한 김정옥 씨는 밝은 표정이었다. 많이 좋아졌다며 영 밥맛이 없고 몸이 무거웠는데 내원 며칠 전부터는 몸이 날아갈 듯 가볍고 속이 좀 편안해졌고, 내원하는 날 아침에는 밥도 먹었다고 했다. 복진을 해보니 수독이 많이 풀리기는 했지만 여전히 왼쪽 배에 돌덩이 같은 수독이 남아 있고 복직근을 눌렀을 때 통증을 호소했다. 남아 있는 수독을 풀려면 좀더 강력한 처방이 필요해 대함흉탕을 일주일치 처방했다.

대함흉탕을 복용하고 체한 증상은 많이 좋아졌다. 제대로 밥을 먹기 시작하면서 변도 잘 나오기 시작하고, 소변도 시원해졌다. 그런데 오랫동안 체끼가 지속돼 밥도 잘 못 먹고 고생해서 그런지 입술에 염증이 생겨 다 터진 상태였다. 열이 심해 입 안과 혀가 헐었을 때 심장열을 가라앉혀 염증을 없애주는 삼황사심탕과 간열을 없애주는 대시호탕 그리고 가슴에 걸린 가래를 삭혀주는 소함흉탕을 보름치 처방했다.

수독으로 인한 소화불량은 수독이 쌓이면 언제든 재발할 수 있다. 김정옥 씨는 약 한 달 여에 걸쳐 한약을 복용하면서 체끼를 다스린 후 수분 섭취를 줄이고, 하루에 30분씩 살짝 땀이 날 정도로 운동을 하면서 불필요한 수분이 몸에 쌓이지 않도록 노력하고 있다. 그래서인지 1년 여가 지난 지금까지 가끔 안부를 묻는 문자를 보내지만 소화불량으로 내원한 적은 없다.

🥛 식욕부진, 위경련, 복통, 증상은 달라도 원인은 수독

수독으로 인한 위장장애의 전형적인 증상 중 하나가 식욕부진이다. 수독과 열독 모두 위장장애를 일으키지만 열독은 음식물을 녹이는 힘이 있어 식욕부진을 일으키지는 않는다. 오히려 식욕을 돋구어 과식하게 만들어 열독으로 인한 염증을 더 악화시키는 경우가 많다. 수독은 다르다. 위에 물이 차 있으면 먹지 않아도 속이 울렁거리고, 메슥거려 음식을 봐도 당기지를 않는다.

50대 중반의 김미자 씨는 수독으로 인해 식욕부진은 말할 것도 없고, 위경련과 복통으로 고생하던 분이다. 위경련은 주로 피곤하거나 힘들 때, 감기 증상이 있을 때 주로 나타난다. 복통은 평소에도 자주 있는데, 위경련이 나타날 때 더 심해지는 편이다. 소화는 당연히 잘 안 된다.

증상을 들어보니 수독이 의심스러웠지만 정확한 진단을 위해 복진을 했다. 일단 상복부에 있는 덩어리가 큰 호리병 모양이었다. 눌러보니 복탄력이 강하고 전체적으로 단단한 느낌이었다. 수분혈과 복직근을 눌렀을 때는 심한 통증을 호소했다.

수독이 많이 쌓여 돌처럼 단단하게 굳어 있는 상태로 보여 대함흉탕을 처방했다. 일주일 동안 대함흉탕을 복용하면서 설사를 하루에 10번 정도 했다. 만약 수독이 아닌데 설사를 많이 하면 기력이 많이 떨어진다. 하지만 수독이 많이 쌓여 있을 경우에는 잦은 설사로 불편해도 기력은 크게 떨어지지 않는다. 일주일 동안 대함흉탕을 복용하면서 큰 호리병 같았던 상복부의 덩어리가 눈에 띄게 빠졌다. 식욕부진, 위경련, 복통과 더불어 아침에 일어나 발을 디딜 때 통증이 있었는데, 그 또한 좋아졌다.

일주일 가량 추가로 대함흉탕을 복용하면서 수독은 거의 빠졌다. 처음에는 하루 10회씩 하던 설사가 4회로 줄었는데, 이는 수독이 많이 빠졌기 때문에 나타날 수 있는 현상이다. 수독이 빠지면서 식욕이 살아나고 소화도 잘 되기 시작했다. 큰 호리병 같았던 상복부의 모양새는 거의 찾아볼 수 없었다. 아침에 일어나 첫발을 디딜 때의 통증은 깔끔하게 사라졌다.

식욕부진과 소화불량은 많이 좋아졌지만 위경련과 복통은 약간 남아 있는 상태라 2주간 방기황기, 방기복령, 거석복망 등으로 수독을 뺀 후 백호와 대시함박간과 심장의 열을 꺼주면서 담음을 동시에 없애는 처방으로 위장에 담음이 쌓인 것을 풀어주었다.

위장에 쌓인 수독을 꾸준히 풀어준 결과 김미자 씨는 완전히 식욕을 되찾았다. 지금은 가끔 식욕이 과해 참느라고 힘들다는 농담을 할 정도로 좋아졌다.

🥛 항암치료로 인한 위장장애의 치료

항암치료를 받는 환자들이 많이 호소하는 부작용 중 하나가 식욕부진, 메스꺼움, 구토와 같은 위장장애이다. 항암치료는 암세포뿐만 아니라 정상세포까지 죽이기 때문에 여러 가지 문제가 생길 수 있다. 항암제도 일종의 독이다. 암세포를 죽이기 위해 다량 투입된 항암제는 자연히 해독을 담당하는 간에 큰 부담을 주게 된다. 또한 수분대사를 비롯한 각종 대사활동에 장애가 생겨 불균형을 초래하기 쉽다.

항암치료 중 나타나는 위장장애는 항암제가 간담에 부담을 주어 전반적인 소화활동을 떨어뜨리기 때문에 나타나기도 하고, 소화기관의 기능이 약해져 위장장애가 나타날 수도 있다. 수독도 빼놓을 수 없다. 생각보다 많은 암환자들이 수독으로 인한 위장장애로 고생한다. 힘든 항암치료로 전체적으로 기력이 떨어지면서 기혈순환도 잘 안 되고, 수분대사에도 문제가 생기기 때문인 것으로 추정된다.

항암치료로 인한 위장장애를 치료하는 일은 쉽지 않다. 그럼에도 수독이 쌓여 있을 경우 수독을 풀어주면 한결 증상이 완화된다. 실제로 암환자들이 주로 호소하는 메스꺼움, 구토, 식욕부진, 소화불량 등은 위에 담음이 쌓였을 때 나타나는 증상과 일치한다.

1년 전에 자궁경부암으로 자궁적출 수술을 받았던 분이 손발이 얼음장처럼 시리고 입맛이 별로 없고 소화가 잘 안 돼 내원했다. 많이 먹지도 않는데, 먹으면 소화가 안 돼 그런지 방귀 냄새도 무척 심한 편이었다. 증상은 수독이 쌓였을 때와 비슷하지만 소변도 시원하게 잘 보고, 대변도 하루에 한 번 잘 본다고 해 수독이 원인이 아닐 수도 있겠다는 생각으로 복진을 했다.

심하에 물덩이가 느껴졌다. 돌처럼 딱딱하지는 않았지만 이미 뭉치기 시작해 약간 딱딱해진 상태였다. 단단해진 수독을 푸는 데 효과적인 대함흉탕과 목방기, 방기황기, 방기복령, 방기지황을 합한 4방기탕을 처방했다.

보름간 한약을 복용하면서 손발이 시린 것은 여전하지만 입맛은 많이 회복되었다. 직접 차려서 먹기는 싫지만 남이 차려준 밥상에서는 식욕이 돌아 잘 먹는다고 했다. 복진을 해보니 배가 많이 부드러워졌다. 남아 있는 수독을 마저 풀기 위해 대함흉환, 대함흉탕, 4방기탕을 보름치 더 처방했다. 수독이 아주 많이 쌓였던 것은 아니어서 한 달 가량 한약을 복용하고 식욕을 완전히 되찾았다. 항암치료 후 몸도 약해지고 정신적으로도 힘들어 다소 예민한 느낌이었는데 잘 먹고, 잘 자고, 배출도 시원하게 할 수 있게 되면서 표정도 한결 부드러워진 느낌이다.

궤양성 대장염과 수독의 악순환

궤양성 대장염은 병명에서 짐작할 수 있듯이 대장에 염증 또는 궤양이 생기는 만성 재발성 질환이다. 피가 섞인 설사를 반복하고, 배변을 참지 못하고, 배변하기 전에 배가 아프고 배변을 해도 뒤가 묵직하고, 복통 등과 같은 증상을 동반한다.

대부분의 염증성 질환이 그렇듯이 궤양성 대장염 역시 발병 시에는 열독이 주원인이다. 그렇지만 궤양성 대장염이 지속되면 이차적으로 수독이 쌓이기 시작한다. 궤양성 대장염이 있으면 아무래도 장이 정상적으로 활동하기가 어렵다보니 몸속의 불필요한 수분과 노폐물을 처리하지 못해 담음이 생긴다. 담음은 가뜩이나 염증으로 고생하는 대장에 자극을 주어 더욱 악화시키고, 장 활동이 더욱 저하돼 수독이 생기는 악순환이 반복된다. 그만큼 치료 또한 쉽지가 않지만 그렇다고 완치가 불가능한 병은 아니다. 꾸준히 치료하면 분명 좋아질 수 있다. 권현숙 씨가 좋은 예이다.

권현숙 씨는 미국에 거주하는 교포로 20대 후반부터 약 20여 년 넘게 궤양성 대장염으로 고생한 분이다. 1991년 11월 궤양성 대장염 진단을 받은 이후 끊임없이 설사와 출혈을 반복하며 살아야 했다. 한창 염증이 심할 때는 5분에 한 번씩 화장실을 들락거려야 했고, 물을 한 모금이라도 마시면 그 즉시 설사를 해 탈수에 시달리면서 정상적인 사회생활을 할 수가 없었다.

중간에 작은 행운이 있기는 했다. 1999년 결혼을 위해 미국으로 이주했는데, 다행히 메살아민mesalamine이란 약으로 수년 동안 증상을 잡을 수 있었다. 증상이 지속되는 동안에는 임신과 출산이 불가능했기에, 증상을 잡았던 기간에 예쁜 두 딸을 출산할 수 있었던 것은 엄청난 행운이자 기쁨이었다.

하지만 행복은 오래가지 않았다. 두 딸을 출산한 지 얼마 안 돼 또다시 증상이 나타났다 호전되기를 반복하면서 점점 더 악화되었기 때문이다. 증상이 심할 때는 스테로이드를 함께 복용해야 했고, 그로 인한 부작용에 시달려야만 했다. 치아와 관절이 점점 약해지고, 심한 탈모와 더불어 우울증까지 생겼다.

그나마 복용한 지 20년이 넘어서자 메살아민은 더 이상 약효를 발휘하지 못했다. 급기야 면역체계를 전부 죽이다시피 하는 면역조절제를 사용해야 했는데, 부작용이 너무 심해 경구약과 주사약, 그 어느 것 하나 쓸 수가 없었다.

결국 미국 주치의는 치료를 포기하기에 이르렀고, 권현숙 씨는 절망에 바져 마지막 구명줄을 잡는 심정으로 한국행 비행기에 올라 친구의 소개로 내원하게 되었다.

복진을 해보니 염증도 염증이지만 오랜 기간 스테로이드를 복용해서인지 수독이 엄청 쌓여 있었다. 핏기가 없어 아주 하얗게 보였고, 굳이 복진을 하지 않고도 부종이 심해 수독이 있음을 알 수 있을 정도였다. 잠이 깊지 않아 2~3시간마다 깨고, 계속 장출혈이 있고, 입맛이 너무 없었다. 소변은 잔뇨가 있고, 양이 많지 않았다. 피부는 여기저기 조이는 증상이 있고, 발이 이불에 닿으면 쓰라려서 양말을 신고 자야 했다.

심하비견이 가장 심해서 처음에는 목방기탕을 처방했다. 일주일 후 출혈이 계속 있으면서, 농이 많이 나오고, 몸에 조그만 수포가 생기니 환자가 걱정하기 시작했다. 하지만 피부가 조이는 증상이 없어지고, 잠도 꽤 편해지지는 것으로 보아 호전되고 있음이 분명했다. 나쁜 찌꺼기가 나오는 것이라 안심시키고 같은 처방을 계속 하기로 했다.

5일 후 다시 방문한 권현숙 씨는 농이 엄청나게 쏟아진다고 했다. 혈변은 아직 그리 호전된 것 같지 않지만 잠을 두 번밖에 안 깨고, 입맛이 좀 살아난다고 하면서 스스로 좋아지는 느낌이라고 말했다.

이번에는 목방기탕에 심장의 열은 살짝 꺼주면서 배를 따뜻하게 하여 설사를 줄여주는 감초사심탕을 함께 처방했다. 5일 후 권현숙 씨는 기적적으로 대변 보는 횟수가 10회 안쪽으로 줄었고, 출혈이 많이 줄었고, 농이 반으로 줄었다며 좋아했다. 같은 처방을 한 번 더했다. 10일 후 농도 더 많이 줄었다고 했다. 배도 편해지고 전반적으로 다 좋은데, 좀 어지럽다고 말해 자세히 진단해보니 빈혈증상이었다. 물도 빼내주고 보혈도 해주는 당귀사역가오수유생강탕을 10일치 처방했다. 그 약을 복용하고 배가 많이 편해지고 대변 보는 횟수가 2회로 줄었고, 피는 거의 안 보이고, 농이 끝에 살짝 묻어나온다고 했다. 그 후로는 물 빼는 약과 보하는 약을 번갈아 쓰면서 조금씩 호전을 보이다가 치료를 시작한 지 4개월쯤 지나면서 출혈이 완전히 멎고 지금까지 재발 없이 잘 지내고 있다. 전반적인 몸 상태가 전에 없이 좋아져 온몸의 부기가 빠지고, 창백했던 혈색도 많이 좋아졌다. 무엇보다 혀의 미각이 돌아와 음식을 맛있게 먹을 수 있게 되었다며 행복해했다.

05

물이 피부를 아프게 한다

건강한 피부의 가장 중요한 조건은 '물'이다. 피부의 건강은 수분이 좌우한다고 해도 과언이 아닐 정도로 수분은 촉촉하고 윤기 있는 피부를 만드는 데 꼭 필요한 요소이다.

하지만 어디까지나 피부에 수분이 적당할 때의 얘기다. 아무리 수분이 좋아도 지나치게 많으면 오히려 독이 된다. 피부가 좋아하는 수분은 깨끗하고 적당한 양의 수분이다. 필요 이상으로 많은 수분이 피부에 걸려 있으면 추위에 지나치게 민감해지고, 그 물이 노폐물과 섞여 더러워진 상태라면 더욱 더 피부에 좋지 않은 영향을 미친다.

수독이 원인이 되어 나타나는 피부질환은 다양하다. 한의학적 관점에서 보면 피부질환의 원인은 크게 수독과 열독으로 구분할 수 있는데, 증상은 비슷하게 나타나는 경우가 있다. 예를 들어 열독으로 수분이 날아가 피부가 건조해질 수도 있지만 수독이 피부에 걸려 있으면 피부 속에 있는 진액이 표면에까지 도달하지 못해 건조해지기도 한다. 또한 수독과 열독이 함께 작용해 피부질환을 일으키는 경우도 많으므로 정확한 진단이 필요하다.

다한증 속에 수독 있다

2009년 5월, 20대 중반의 일본인 남자가 내원한 적이 있다. 일본 사람이 여기까지 온 이유는 몇 달 전부터 오후 1~2시만 되면 발바닥 중간 움푹 들어간 부위에 누런 진물 같은 땀이 나기 때문이었다. 흰 양말을 신으면 땀에 젖어 누렇게 변할 정도였다. 그는 원래 땀이 잘 안 나는 체질이었다. 그랬던 사람이 발바닥에만 땀이 나는 것도 이상하고, 일본에서는 치료가 잘 되지 않아 한국인 아내의 적극적인 권유로 내원한 것이다.

일본인을 괴롭히던 질병은 일종의 다한증이다. 다한증이란 비정상적으로 과도하게 땀이 나는 것을 말한다. 땀이 몸 전체에서 많이 날 수

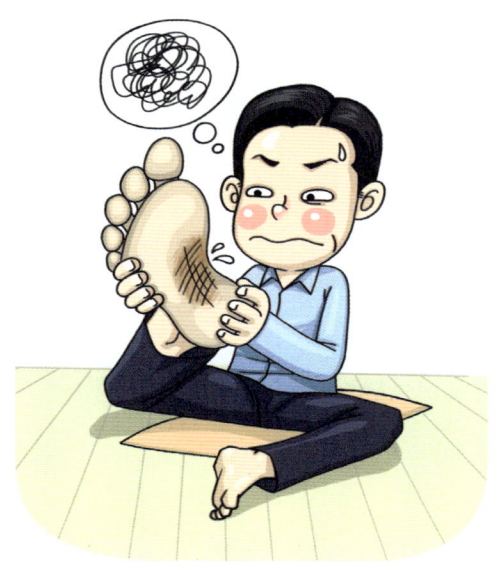

도 있고, 신체 일부에 국한해 날 수도 있는데 전자를 전신적 다한증, 후자를 국소적 다한증이라 구분한다. 국소적 다한증은 주로 손바닥, 발바닥, 팔다리의 접히는 부분, 겨드랑이, 허벅지, 회음부 등에 나타난다. 일본인은 발바닥에만 땀이 나는 국소적 다한증에 해당했다.

서양의학에서는 다한증의 원인을 선행질환이 있는 속발성 다한증과 특별한 원인을 모르는 원발성 다한증으로 구분한다. 다한증을 부르는 선행질환은 결핵, 당뇨병, 심장질환, 갑상선 기능항진증, 뇌하수체 기능항진증, 폐기종, 파킨슨씨 병 등이다. 이런 질병이 있을 때는 주로 전신적 다한증이 나타난다. 척수, 신경, 뇌에 이상이 있을 때도 다한증이 발생할 수 있는데, 이때는 주로 국소적인 다한증이 많다.

이처럼 질병이 원인이 되어 다한증이 발생할 수도 있지만 특별한 원인이 없는 경우도 허다하다. 내원한 일본인의 경우도 서양의학적 관점에서 보면 특별한 원인을 찾지 못해 치료를 해도 별 차도가 없었던 것으로 추정되었다.

한국인 아내를 따라 내원하기는 했지만 일본인은 한의학적 치료를 신뢰하지 못하는 눈치였다. 문진을 하는 내내 불신의 눈초리를 거두지 않았다. 부인이 옆에서 남편을 설득하고 통역을 해주어 겨우 문진을 끝낼 수 있었다.

문진 상으로는 수독이 원인인지, 열독이 원인인지 구분이 가지 않았다. 일단 식습관이 특이했다. 식사를 할 때 반찬은 조금만 먹고 한 끼에 흰 쌀밥 3공기를 먹는다고 했다. 입이 마르고 갈증이 자주 나 하루에 찬물 2리터를 들이킨다. 그것도 모자라 일주일에 4일은 저녁 식사 후 맥주 1캔을 마신다. 여기까지만 보면 수독보다는 열독이 문제인 것으로 보였다. 깡마른 체형도 열독을 의심하게 했다.

하지만 부인 말로는 선천적으로 신장이 약하고, 대변은 잘 보지만 소변을 자주 본다고 했다. 아침에는 몸이 무거워 겨우 일어난다고 한다. 이런 증상은 수독에 가깝다.

정확한 검진을 위해 복진을 해보니 수독과 열독이 혼재된 상태였다. 신장이 약해 수분대사가 잘 안 돼 수독이 쌓이고, 수독이 기혈순환을 막아 열 또한 정체되어 있다고 판단되었다. 결과적으로 수독과 열독이 자율신경을 교란시켜 국소적 다한증을 불러온 것으로 추정되었다.

수독과 열독을 함께 풀어줄 수 있는 백호탕과 육미탕을 보름치 처방했다. 백호탕은 석고, 지모, 감초, 갱미쌀로 만든 것으로 몸에 열이 나고 땀을 흘리며 가슴이 답답하고 입이 말라 물을 많이 마실 때 주로 쓰는 처방이다. 육미탕은 숙지황, 산약, 산수유, 백복령, 목단피, 택사 등으로 만든 것으로 신장이 약한 사람에게 좋다.

일본인은 처방받은 한약을 가지고 일본으로 돌아갔다. 일주일쯤 지났을 때 부인에게 전화가 왔다. 한약을 5일 정도 복용하자 발바닥에서 나던 땀이 90% 가량 줄었다고 한다. 식사량도 3공기에서 1공기로 줄였다. 흰 쌀밥에도 수분이 포함되어 있다. 그런 쌀밥을 한 끼에 3공기씩 먹으니 수분 섭취도 많아지고, 그만큼 열도 많이 발생하니 식사량을 줄이라고 했는데, 착실하게 권유를 따른 것이다. 한약을 복용하고 식사량을 줄이면서 발바닥 땀은 거의 소실되었다.

붉은 반점, 열독만의 문제가 아니다

피부는 열과 상극이다. 피부가 뜨거운 기운과 만나면 염증이 생기기도 쉽고, 수분이 증발해 건조해지고 탄력을 잃기도 쉽다. 피부에 벌겋게 염증이 생기면 열독을 먼저 의심하지만 수독이 함께 작용한 경우가 상당히 많다.

30대 초반의 방성주 씨가 온몸에 콩알만한 반점으로 고생하다 내원했다. 발단은 감기였다. 감기로 열이 나 타이레놀을 1주일간 복용했다. 타이레놀을 복용한 지 3~4일 후부터 얼굴과 발목에 붉은 반점이 생기기 시작하더니 점점 더 온몸으로 번졌다.

피부과에 가 바르는 약을 처방받아 발랐지만 어찌된 일인지 더 심해졌다. 병원에서는 혹시 모르니 조직검사를 받아볼 것을 권했다. 피부암이 의심된다는 것이었다. 다행히 조직검사 결과 암은 아니라고 판명되었지만 붉은 반점은 사라질 기미를 보이지 않았다.

일단 열독이 의심스러웠다. 일주일간 타이레놀을 복용하고 붉은 반점이 생겼으니 충분히 열독을 의심할 수 있는 상황이었다. 방성주 씨는 안구건조증도 호소했는데, 안구건조증 역시 열독과 관련이 깊다.

하지만 복진을 해보니 수독도 배제할 수 없었다. 수분혈에 통증이 있고, 복직근도 딱딱해 눌렀을 때 통증을 호소했다. 수분혈과 복직근 모두에서 통증이 있으면 수독이 쌓였을 확률이 상당히 높다.

몸에 열이 나면 우리 몸은 땀을 배출해 체온을 조절한다. 그런데 수독이 피부에 걸려 있으면 수독이 땀구멍을 막아 열이 밖으로 나오지 못하고 피부 밑에 갇힌다. 발산되어야 할 열이 정체되어 있으니 그 열이 피부를 자극해 피부가 붉어질 수 있다.

방성주 씨의 붉은 반점은 열독이 수독에 막혀 배출되지 못해 생긴 것이므로 열독과 수독을 함께 빼주는 처방이 필요했다. 백인, 시함, 감초사심, 배농, 오령산, 계령을 15일치 처방했고, 이와는 별도로 혈독을 없애주는 청혈로션을 처방했다.

보름 후에 다시 찾은 방성주 씨는 열감이 많이 없어졌다고 했다. 실제로 온몸에 있던 붉은 반점이 많이 옅어진 것을 눈으로 확인할 수 있었다. 이는 열독이 많이 없어진 증거여서 열독보다 수독을 집중적으로 없애는 계지가갈근 처방을 했다. 이 처방은 피부에 걸린 수독을 땀으로 발산시키는 처방이다. 이 계지가갈근 16봉을 하루 한 봉씩 복용했다.

수독을 집중적으로 빼자 얼굴이 많이 깨끗해졌다. 몸도 다리만 조금 붉은 흔적이 남아 있을 뿐, 전체적으로 붉은 반점이 많이 사라졌다. 완전히 예전의 깨끗한 피부로 돌리기 위해 백인, 시함, 오령, 배농, 계지가갈근, 치자시, 벽피 등 열독과 수독을 함께 없애는 한약을 15일치 처방했다. 한약을 다 복용하고도 피부가 말끔해지지 않으면 다시 오라 했는데, 오지 않았다. 대신 고맙다는 전화 한 통만 왔다. 내원보다 전화한 통이 더 반가웠다. 다시 내원할 필요가 없을 정도로 피부가 깨끗해졌다는 것을 의미하기 때문이다.

걸핏하면 나는 종기의 원인

아무리 피부가 건강한 사람도 종기가 나지 않는 사람은 없다. 대부분의 종기는 특별히 치료를 하지 않아도 저절로 없어진다. 그래서인지 종기가 나도 심각하게 생각하지 않는다. 하지만 유난히 종기가 자주 생긴다면 그냥 넘어갈 일은 아니다.

1년 전부터 걸핏 하면 종기가 나 내원한 분이 있다. 40대 후반의 서윤정 씨였는데, 주로 얼굴, 엉덩이, 다리에 종기가 많이 났다. 종기 크기가 제법 커 그냥 놔두면 잘 없어지지 않아 피부과에 가서 종기를 째고 고름을 뺀 적도 많다.

종기는 기본적으로 습열 때문에 생긴다. 습열濕熱은 수독의 한 형태인 습과 열이 합쳐진 것이다. 수독은 신진대사를 통해 몸밖으로 배출되어야 하는데, 빠져나가지 못하고 몸속에 남아 있으면 열이 나는데, 이런 비정상적인 열을 습열이라고 한다.

이처럼 종기의 병인은 습열이므로 종기가 잘 나는 사람들은 대부분 수독이 많다. 서윤정 씨는 다소 비만이면서 피부가 하얀 것이 눈으로만 봐도 수독이 많아 보였다. 소변을 자주 보는 것도 수독 증상과 일치했다. 요의를 느끼지 않는데도 어떤 때는 5분 간격으로 화장실을 들락거리기도 한다. 소변이 자주 마려우니 밤에 숙면을 취하지도 못하고, 아침에는 솜이 물에 젖은 듯 축 처져 일어나기가 힘들다.

복진을 해보니 수분혈과 신경락, 복직근 모두 통증이 있었다. 수독이 쌓였음이 확실했다. 수독만 있는 것이 아니라 간에 열도 많고, 상복부가 합판으로 덮어놓은 것처럼 딱딱한 심하비견이 심했다. 한 마디로 수독과 열독이 함께 있는 상태여서 방기황기, 목방기탕, 대시호, 황련아교심열을 없애는 처방를 보름치 처방했다. 이는 수독과 열독을 같이 빼는 처방이다.

한약을 복용하면서 생활습관을 개선할 것을 권했다. 서윤정 씨는 밥보다 빵을 좋아해 거의 빵만 먹는데, 빵의 주재료인 밀가루에는 방부제와 표백제가 많이 들어 있어 피부는 말할 것도 없고 위장에도 좋지 않다. 수면 시간도 절대적으로 부족했다. 피부는 주로 자는 시간에 재생이 되므로 피부 건강을 위해서는 숙면이 중요하다.

보름 후 다시 내원한 서윤정 씨는 상태가 더 악화된 것 같다며 걱정스러운 얼굴이었다. 살펴보니 발목과 안쪽 허벅지가 아토피처럼 벌겋게 올라와 있었다. 수독에 대한 이해가 없으면 십중팔구 부작용인 것처럼 보일 수 있지만 이는 수독이 없어질 때 나타나는 명현반응 중 하나다. 피부에 수독이 걸려 있을 때는 수독을 빼면 그만큼 수독 밑에 눌려 있던 열이 위로 올라와 일시적으로 피부가 벌겋게 될 수 있다. 내원했을 때 엉덩이에 종기가 나기 시작했었는데, 한약을 복용하면서 그 종기가 들어간 것으로 보아 처방이 잘못된 것은 아니었다.

처음에 처방했던 한약을 20일치 더 복용하면서 수독과 열독을 빼고, 그 다음에는 같은 처방에 혈독을 제거하는 저당환 2통을 20일치 처방했다. 그 결과 고질적인 변비가 해소되고, 소변을 보는 횟수도 줄어들었지만 피부는 큰 변화가 없었다.

서윤정 씨는 조급해했지만 습열을 완전히 없애 종기가 나지 않는 건강한 피부를 만들려면 시간이 필요했다. 종기가 자주 나기 시작한 훨씬 전부터 수독과 혈독이 쌓였던 것이니만큼 단기간에 해독하기는 어려웠다. 서윤정 씨를 이해시키면서 흉부로 쏠린 딱딱한 수독을 빼는 대함흉환을 처방했다. 한 달여 동안 대함흉환을 복용한 후 수독이 많이 빠지면서 피부도 깨끗해졌다. 대함흉한으로 고질적인 수독을 뺀 후에는 방기복령, 거석, 방기황기, 방기지황, 대시호 등으로 피부에 걸린 수독을 집중적으로 뺐다. 그 결과 예전보다 확연히 종기가 덜 나고, 어쩌다 나더라도 빨리 나았다.

종기를 치료하면서 예상치 못했던 보너스도 얻었다. 원래 서윤정 씨는 대장에 용종이 많이 있었는데, 어찌된 일인지 싹 없어졌다며 좋아했다. 용종도 결국 수독과 혈독이 엉켜 생긴 종기의 일종이다. 용종의 원인인 수독과 혈독을 없애는 한약을 복용했으니 피부의 종기뿐만 아니라 대장에 생긴 종기까지 없어진 것은 이상한 일이 아니다.

06

그게 모두
수독
때문이었다

 수독은 만병의 근원이나 마찬가지다. 수독 단독으로 질병을 일으키는 경우뿐만 아니라 열독과 결합해 질병을 부르는 경우까지 합하면 수독이 원인이 아닌 병이 없다고 해도 과언이 아니다.
 앞에서 소개한 특히 수독과 관련이 있는 질병 외에도 수독이 영향을 미치는 질병은 수 없이 많다. 사실 수독이 쌓이면 어느 한 가지 질병만 발생하지 않는다. 일반적으로 수독이 어느 한 부위에만 집중적으로 쌓이기보다 특정 부위에 더 많이 쌓이긴 해도 몸 전반에 걸쳐 쌓이는 경우가 많기 때문에 한꺼번에 여러 부위에서 다양한 증상이 나타나는 경우가 많다. 예를 들어 소화불량과 어깨통증이 함께 나타나고, 숨이 가쁘면서 소화도 잘 안 되고 여기 저기 통증이 나타나기도 한다. 수독으로 여러 증상이 한꺼번에 나타나는 만큼 수독을 없애면 한꺼번에 여러 증상이 좋아지는 경우도 비일비재하다.

수독이 쌓인 정도에 따라 치료기간도 크게 달라진다. 어떤 경우에는 한약을 보름만 복용해도 크게 호전되고, 어떤 경우에는 반 년 이상 길게 치료해야 좋아지기도 한다. 하지만 분명한 것은 수독으로 인한 어떤 질병이든 꾸준히 치료하면 다 좋아질 수 있다는 것이다. 다음에 소개하는 다양한 임상사례를 보면 수독을 없애 치료하지 못할 질병은 없다는 것을 실감할 수 있을 것이다.

어지럼증을 동반한 난청

50대 중반의 윤미옥 씨는 약 한 달 전부터 전에 없던 어지럼증에 시달리고 있다. 머리가 빙빙 돌듯이 어지럽고 귀까지 멍해 소리도 잘 듣지 못한다. 어지럼증으로 모든 감각이 둔해졌는지 걸을 때는 발바닥 감각이 없어 마치 구름 위를 걷는 것 같다. 동네 의원에 갔더니 3주 분량의 스테로이드 약을 처방해주었다. 그 약을 다 먹도록 어지럼증과 난청이 호전되지 않아 의원에 다시 갔더니 큰 병원에 가서 정확한 원인을 찾아보는 것이 좋겠다는 권유를 받았다. 기껏 병원을 믿고 치료했는데 다른 병원을 가보라는 권유를 받으니 미덥지가 않아 친구 소개로 한의학으로 고쳐보자는 생각에 내원했다.

귀와 뇌는 연결되어 있기 때문에 귀와 뇌 어느 한쪽에 문제가 생기면 어지럼증과 난청과 같은 증상이 함께 나타날 수 있다. 귀와 관련된 질환 중 중이염처럼 귀에 염증이 생기는 질병을 제외하면 대부분 수독이 원인인 경우가 많다. 윤미옥 씨를 괴롭혔던 어지럼증은 난청 증상을 동반한 것으로 보아 귀에 문제가 있어 발생한 것으로 추정되었다.

난청은 고막에서 신경까지 소리 전달이 잘 안 돼 생기는 '전음성 난청'과 신경세포 자체 기능이 약해져 들려오는 소리를 받아들이지 못하는 '감각신경성 난청'으로 나뉜다. 귀의 구조는 크게 외이와 중이, 내이로 구분되는데, 주변의 소리를 내이까지 전달하는 외이와 중이에 문제가 있을 때는 주로 '전음성 난청'이, 내이에 문제가 있을 때는 '감각신경성 난청'이 발생한다.

외이, 중이, 내이에 염증이 생긴 것이 아니라면 귀에 수독이 쌓여 난청이 생겼을 가능성이 크다. 귀에 귀지가 꽉 차 있으면 소리가 잘 들리지 않듯이 물이 많으면 소리가 잘 전달이 안 된다. 물이 소리의 파동을 방해하기 때문이다. 염증은 열독과 관련이 많지만 수독의 영향을 배제할 수 없다. 귀에 수독이 쌓여 중이나 내이의 세포를 자극하면 염증이 생길 수 있기 때문이다.

윤미옥 씨를 복진해보니 수독이 많이 쌓인 상태였다. 증상이 나타나면서 많이 붓고 살이 쪘다는데, 이 또한 수독이 쌓였을 때 나타나는 전형적인 증상 중 하나였다.

귀는 비교적 피부표면과 가까워 피부 가까이에 걸려있는 수독을 빼는데 효과적인 방기복령과 시박탕을 보름치 처방했다. 시박탕은 소시호탕과 반하후박탕을 합방한 한약으로 주로 기관지 천식을 완화하는데 사용하지만 이명, 난청, 어지럼증을 해소하는데도 효과가 있다.

보름치 한약을 복용하고 어지럼증은 많이 없어졌다. 배가 고플 때만 어지러운데, 그때의 어지럼증은 이전의 어지럼증과는 달랐다. 감각이 둔해져 구름 위를 걷는 듯한 느낌도 사라졌다. 어지럼증이 감소하면서 난청 또한 많이 호전되었음은 말할 것도 없다.

어지럼증을 완전히 없애기 위해 시박탕, 당귀작약, 인삼탕, 치자시탕을 보름치 더 처방했다. 당귀작약은 수독이 쌓여 있으면서 피가 부족할 때 많이 쓰는 처방이다. 치자시탕은 해열작용이 뛰어난 처방으로, 윤미옥 씨가 갱년기처럼 열감이 느껴진다고 해서 추가했다.

한약을 보름 더 복용한 후 어지럼증과 난청은 거의 사라졌다. 평소에는 전혀 증상이 없다가 직장에서 일이 많아 무리를 할 때만 잠깐씩 나타나는 정도다. 굳이 한약을 더 복용하지 않고도 충분한 휴식과 영양 섭취만 해도 좋아질 수 있다고 판단해 치료를 종료했다. 그로부터 약 3개월 후 다른 환자에서 한의원을 추천하기 위해 함께 오셨는데, 그때까지 어지럼증 없이 잘 지냈다고 했다.

원형탈모와 강박증

30대 초반의 정의숙 씨는 고등학교 3학년 때 원형탈모가 시작돼 약 15년이 지난 지금까지 습관적인 원형탈모로 고생한 분이다. 성격이 예민한 편이라 남들보다 학업 스트레스에 많이 시달렸고, 그것이 원인이 되어 원형탈모가 생긴 것으로 보인다.

고등학교를 졸업한 후에도 늘 크고 작은 원형탈모가 항상 10~20개가량 있었다. 머리가 빠졌다 새로 날 때는 어찌된 일인지 주로 흰머리가 났다. 그런데 아기를 낳고 난 후에는 그나마 탈모 자리에 나던 흰머리도 나지 않고 머리만 더 빠지는 것 같아 불안한 마음에 한의원을 찾은 것이다.

늘 원형탈모에 시달리는 것은 워낙 깔끔한 것을 좋아하는 탓도 있다. 정의숙 씨는 어지러운 꼴을 못 본다. 머리카락 하나 바닥에 떨어져도 못 참고, 무엇이든 줄을 맞춰야 직성이 풀리는 성격이어서 기혈진액은 다 써버리는 스타일이었다.

하지만 더 큰 문제는 잘못된 다이어트에 있었다. 고등학교 3학년 때 정의숙 씨는 극심한 스트레스를 먹는 것으로 풀면서 체중이 110kg에 육박했다. 고등학교를 졸업한 후 지옥의 다이어트를 시작해 5년 사이에 60kg까지 감량하는 데 성공했다. 살은 뺐지만 대신 건강에 적신호가 켜졌다. 주로 굶어서 감량했기에 식사를 하면 금방 다시 살이 쪘고, 다시 굶어서 살을 빼기를 반복하면서 몸의 균형이 많이 깨졌다.

흔히 탈모라고 하면 두피에서만 원인을 찾는 경향이 있는데, 근본적으로 탈모를 치료하려면 몸속 불균형을 바로잡아주어야 한다. 머리카락이 건강하려면 충분한 영양과 산소가 필요하다. 두피 역시 피부이므로 적당한 수분도 있어야 하고, 불필요한 노폐물은 두피에 남아 있지 않도록 배출시켜야 한다. 그러려면 기혈순환이 잘 돼 머리카락까지 필요한 영양, 산소, 수분이 잘 공급되어야 하는데, 오장육부를 비롯한 우리 몸의 균형이 깨지면 불가능하다.

오장육부 중에서도 폐는 피부를 관장하고, 신장은 모발의 영양과 원기를 만들고 생장을 촉진하는 장기이므로 특히 중요하다. 한의학에서는 신장이 건강해야 모발이 검고 윤택해진다고 보고 있다. 신장이 약하면 정의숙 씨처럼 탈모가 많이 일어나고, 새치가 생길 수 있다. 정의숙 씨의 경우 잘못된 다이어트와 요요를 반복하면서 신장 기능이 약해 수분대사 잘 되지 않아 수독이 쌓인 것으로 추정되었다.

복진을 해보니 수독이 쌓였을 때 아픈 수분혈과 복직근을 눌렀을 때 통증을 호소했다. 자주 부어 반신욕을 자주 한다든가 어깨, 등, 허리 등 관절 중심으로 통증이 발생한다는 것도 수독이 있을 때 증상과 일치했다. 하지만 한편으로는 혀가 붉고, 건조하고, 설태가 많아 수독과 열독이 함께 있는 것으로 판단되었다.

수독과 열독 모두 정상적인 기혈순환을 방해한다. 머리카락까지 혈액과 산소가 공급되지 못하도록 하고, 수독이 두피에 걸려 열이 밖으로 배출되지 못하도록 막는다. 그 결과 머리카락 뿌리는 열에 녹아 빠지고, 새 머리카락이 나지 않는 것이다. 부분 부분 원형 탈모가 생기는 것은 그 부분에 특히 수독이 집중되었기 때문이다.

정의숙 씨의 원형탈모는 수독과 열독을 함께 빼야 치료가 가능한 질병이다. 백호, 대시호로 열을 내려주면서 방기황기로 수독을 빼는 처방을 했다. 원형탈모는 스트레스의 영향을 많이 받는 질병이어서 스트레스를 완화하고 정신적 안정을 도와주는 방기지황도 추가했다.

약 한 달 가량 한약을 복용하자 머리카락이 확연히 덜 빠졌다. 어깨를 비롯한 관절의 통증도 많이 줄었다. 효과를 확인하고 기존의 처방에 육미와 계지복령환을 추가했다. 육미는 나쁜 물을 빼주면서 우리 몸에 필요한 진액을 보충해주는 한약이고, 계지복령환은 어혈에 막혀 기($氣$)가 순환이 안 될 때 많이 쓰는 한약이다. 생각보다 호전되는 속도가 더뎠다. 왜 그런지 이유를 살펴보니 잘못된 식습관을 개선하지 않았기 때문인 것으로 추정되었다. 정의숙 씨는 빵을 너무 좋아해 밥은 안 먹어도 빵은 먹는 분이었다. 밀가루 자체가 나쁜 것은 아니지만 빵에는 몸에 유해한 여러 가지 첨가물들이 들어 있고, 설탕과 버터도 많이 들어가 열을 많이 발생한다. 수독과 열독을 빼주는 한약을 복용해도 빵을 계속 먹어 지속적으로 열이 발생하니 효과가 더디 나타날 수밖에 없었다.

단숨에 빵을 끊기는 쉽지 않다. 일단 평소 먹던 양의 절반이라도 줄여볼 것을 권했다. 최대한 빵을 억제하고 한약을 복용하자, 서서히 효과가 배가되기 시작했다. 머리 빠지는 양이 줄기는 했어도 한동안 계속 빠졌다. 다만 예전에는 흰머리와 검은 머리 구분 없이 빠졌는데, 한약을 복용한 후에는 흰머리만 주로 빠졌다. 흰머리가 거의 다 빠진 후에는 더 이상 머리가 빠지지 않았고, 원형탈모가 있었던 자리에 검은 머리가 났다. 이는 신장 기능이 많이 좋아졌음을 의미한다.

원형탈모는 단숨에 치료할 수 있는 질병이 아니다. 정의숙 씨의 경우 네 달에 걸쳐 꾸준히 한약을 복용하며 수독과 열독을 빼고, 한편으로는 신장의 기운을 회복시켰다. 치료 속도가 더뎌 중간에 환자가 잠시 힘들어하기도 했지만 지금은 15년 동안 자신을 괴롭혔던 원형탈모로부터 해방되었다며 무척 행복해한다.

눈에 검정 실과 점들이 떠다니는 비문증

눈도 피부와 마찬가지로 적당한 수분이 있을 때 가장 건강하다. 눈에 수분이 부족하면 안구건조증이 생기기 쉽다. 안구건조증이 생기면 눈이 시리고 눈에 이물질이 들어간 것처럼 거북하고, 통증이 생기기도 한다. 언제나 촉촉해야 할 안구가 건조하니 외부 자극에 그대로 노출돼 쉽게 피로해져 눈을 잘 뜰 수도 없고, 찬바람이 불면 눈물이 줄줄 흐르기도 한다.

반면 수분이 너무 많아도 문제다. 수분이 필요 이상으로 많아 생기는 질병 중 하나가 비문증이다. 안구 내에는 수정체와 망막 사이를 채우는 무색의 투명한 젤 형태의 구조물이 있는데, 이를 유리체라 한다.

유리체는 맑은 젤 형태를 유지해야 하는데, 나이가 들수록 액체로 변한다. 또한 시신경과 단단히 붙어 있는 부분이 떨어지기도 하는데, 그렇게 되면 묽어진 유리체의 경계면에 찌꺼기가 생겨 실오라기, 검정 실 혹은 점의 형태로 눈앞에서 어른거린다.

비문증은 수독을 없애면 비교적 간단하게 없앨 수 있는 질병이다. 50대 중반의 이미연 씨가 좋은 예이다. 이미연 씨는 5일 전부터 오른쪽 눈에 비닐막을 한 겹 씌워 그 위에 먹물을 뿌린 것 같고, 검정 실과 검은 점들이 떠다니는 증상이 나타나 병원을 찾았다. 병원에서는 비문증이라 진단하며, 다른 질병에 의해 생긴 비문증이라면 원인 질병을 치료하면 좋아질 수 있지만 노화로 인한 비문증은 특별한 치료 방법이 없다고 했다. 그래도 눈 건강에 문제가 있는 것이 아니고 성가실 뿐이라고 하니 그나마 다행이었다.

하지만 치료를 포기하고 눈앞에 어른거리는 것을 참으려니 답답해서 한의원을 찾은 것이다. 복진을 해보니 협하(옆구리 아래)와 복부 정중선 아래쪽까지 수결흉이 가득했다. 수결흉은 명치 아래에 뭉친 수독이라 이해하면 된다.

수독이 심한 편이라 대함흉탕을 처방했다. 보름치를 복용하니 수독이 현저하게 풀리면서 눈앞에 어른거리던 검은 실과 검은 점도 많이 사라졌다. 보름치를 더 복용하자 성가셨던 검은 실과 검은 점이 완전히 사라져 눈에 걸리는 것 없는 편안한 일상을 찾을 수 있었다.

🪣 혹, 통증, 호흡곤란 등의 복합증상

수독으로 고생하는 많은 환자들을 봤지만 옥화주 씨는 좀 특별한 환자였다. 50대 중반이면 무조건 건강을 자신할 수 있는 나이가 아니지만 그렇다고 여러 가지 질병을 한꺼번에 안고 고생할 나이도 아니다. 그런데 옥화주 씨의 몸 상태는 종합병원이나 다름없었다. 10년 전 자궁내막증 수술을 한 후 몸 여기저기에 수많은 혹이 생겼다. 유방과 자궁은 말할 것도 없고, 난소와 간에도 혹이 있다. 악성은 아니어서 그나마 다행이지만 만에 하나 양성종양이 악성으로 변할 수도 있어 10년째 주기적으로 정기 검진을 통해 변화를 관찰 중이다.

뼈와 관절도 약해 흉추 4번 척추뼈가 골절되기도 하고 퇴행성 디스크로 늘 허리가 아프다. 얼마 전에는 무릎과 손목 관절에 금이 가 한동안 잘 움직이지도 못했다. 그뿐만이 아니다. 갑상선 항진증도 있고, 심장도 좋지가 않다. 심장판막도 좋지 않고, 부정맥도 있어 심장약을 복용 중이다. 심장 때문인지 가끔씩 호흡곤란으로 고생하기도 한다. 밤에는 잠을 푹 자지 못하고, 겨우 잠들었다가도 잘 깨서 신경과에서 처방해준 수면제에 의지하며 산다.

옥화주 씨의 증상은 대부분 수독이 쌓였을 때 나타나는 증상들이다. 걸핏하면 잘 붓는다고 하는데, 그것 또한 수독과 관련이 있다. 복진을 해보니 온몸이 물이라고 해도 과언이 아닐 정도로 수독이 많았다. 수독이 많으면 몸이 냉해져 혈색도 좋지 않고 몸이 무겁고 기력이 없다. 그래서인지 옥화주 씨는 얼굴에 핏기가 하나도 없고, 전체적으로 기운도 없어 보였다.

몸에 수독이 쌓이는 이유는 크게 수분대사가 잘 안 되고, 물을 지나치게 많이 섭취하기 때문이다. 옥화주 씨는 이것만으로 설명할 수 없는 또 다른 문제가 있었다. 옥화주 씨는 피부로 물이 쉽게 침투할 만큼 피부 방어기능이 약한 상황인 것으로 보인다. 20대 말에 매일 한 시간씩 수영을 했던 적이 있는데, 4개월 만에 8kg이 찐 적이 있다고 한다. 평소보다 식사를 더 많이 한 것도 아닌데 체중이 늘자 수영이 원인이라 생각하고 수영을 그만두었더니 원래의 체중으로 돌아왔다. 10년 후 다시 수영을 시작했는데, 역시 예전처럼 4개월 만에 체중이 8kg 늘어 중

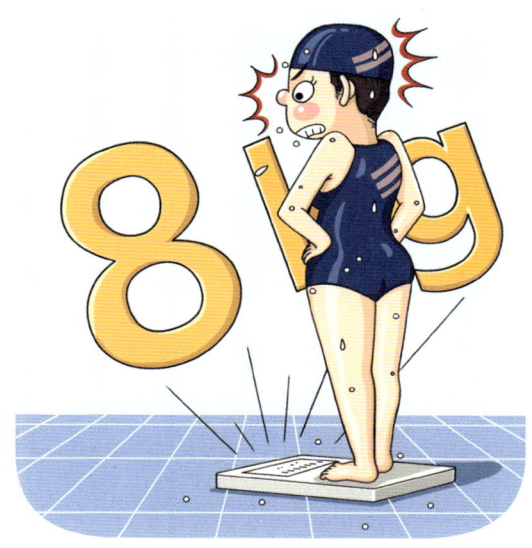

단했다. 누구나 물속에 있으면 삼투압 작용 때문에 몸에 물이 스며들어 붓게 되지만, 체액 농도 조절작용이 작동하여 과도하게 들어온 물은 바로 빠지는 것이 정상인데, 오장육부가 모두 제 기능을 잘하지 못한 상황이어서 수독이 너무 많이 쌓여 있었다. 워낙 수독이 많고, 일부는 뭉치고 뭉쳐 혹이 될 정도로 단단해진 수독도 많아 강력한 수독 해독제인 대함흉탕을 처방했다. 대함흉탕의 농도도 올렸다. 대함흉탕을 복용한 첫 주는 설사를 많이 했다. 소변도 3~4시간 간격으로 보면서 확실히 호흡은 편해졌다. 둘째 주부터는 설사가 좀 잦아들었지만 너무 기운이 없어 조금 약한 수독 해독제인 방기황기를 처방했다. 그런데 처방을 바꾼 후 다시 체중이 늘고, 줄어들었던 관절 통증도 다시 심해져 대함흉탕을 다시 처방했다. 일주일간 대함흉탕을 복용하고 열로 물을 증발시키는 부자탕을 일주일간 복용하도록 했다. 그런 다음 약 3일간 부자탕과 대함흉탕을 번갈아가며 복용했는데 근육통이 줄고 잠이 조금 빨리 든다는 것 외에는 별다른 차도가 없어 이후에는 대함흉탕 위주로 처방했다.

약 한 달간 대함흉탕을 꾸준히 복용하면서 증상은 많이 호전되었다. 한약을 먹는 동안 이틀은 변이 물처럼 쏟아지고, 하루는 정상변이 나오기를 반복해 힘들었지만 관절 마디마디 아팠던 통증은 전체적으로 줄었다. 호흡곤란도 없어지고, 걸핏하면 붓던 증상도 사라졌다. 유방, 자궁, 간 등에 있던 혹이 사라졌는지는 확인할 수 없지만 지긋지긋한 통증이 많이 사라지고 편하게 호흡할 수 있다는 것만으로도 옥화주 씨는 행복해했다.

습해서 발생하는 항문소양증

50대 후반의 최정애 씨는 20년 동안 항문소양증으로 고생한 분이다. 부위가 부위인지라 다른 사람에게 쉽게 얘기할 수도 없었고, 병원에 가기도 민망해 꾹 참고 살았다. 그런데 5년 전쯤부터 항문소양증이 더 심해져 참기가 어려웠다. 스트레스를 받거나 피곤하면 가려움증이 더 심해져 그야말로 미칠 지경이다.

복진을 해보니 상복부에 심하비견이 심한 것으로 보아 수독이 의심스러웠다. 원래 항문은 습해서 가려움증을 유발하는 곰팡이균이 서식하기 쉽다. 그런데다 몸에 수독이 있으면 항문 주변이 수독으로 더욱 습해져 항문에 밀집되어 있는 신경을 자극해 가렵거나 화끈거리는 항문소양증이 발생하게 된다.

최정애 씨는 항문소양증과 함께 운전할 때 오른쪽 다리에 쥐가 나고, 힘을 많이 주면 손마디에 쥐가 나 힘들다고 호소했다. 저림 현상은 주로 기혈순환이 원활하지 않을 때 많이 나타나는데, 수독 역시 기혈순환을 방해하는 주요 원인 중 하나다.

수독을 빼기 위해 하체에 물이 걸려 있을 때 많이 쓰는 방기황기탕과 심하비견을 풀어주는 거석복망탕_{목방기탕에서 석고를 빼고 복령과 망초를 더}

함을 20일치 처방했다. 한약을 복용하고 항문소양증으로 인한 가려움증이 조금 가라앉고, 힘을 주었을 때 쥐가 나던 증상도 많이 호전되었다. 그래서 같은 처방을 20일치 추가했고, 일주일쯤 복용하자 가려움증이 거의 사라졌었는데, 3일 만에 재발되어 도로아미타불이 되었다.

증상이 호전되다 재발한 원인은 감기 때문이었다. 감기에 걸려 감기약을 복용했는데, 감기약이 한약의 효능을 떨어뜨리고, 감기로 인한 열이 수독을 더욱 단단하게 만든 것으로 추정되었다. 그 결과 가슴이 답답하고 아랫배가 돌덩이처럼 빡빡해져 항문소양증이 악화된 것이다.

감기를 먼저 치료해야 할 필요가 있어 방기황기탕 대신 방기지황탕을 20일치 처방했다. 감기약 대신 한약으로 감기를 다스리면서 항문소양증은 다시 가라앉기 시작했다. 하지만 돌처럼 단단해진 아랫배가 여전히 풀리지 않아 대황감수탕을 보름치 처방했다. 대황감수탕은 수독과 혈독이 서로 엉켜 아랫배가 그득할 때 내리는 처방이다. 대황감수탕 외에도 혈독을 제거하는 대황목단피와 단단한 수독을 풀어주는 대함흉탕을 처방해 수독과 열독을 함께 풀었다. 대함흉탕을 복용하면서 처음에 설사로 고생을 많이 했지만 그 덕분에 수독을 대폭 빼면서 항문소양증으로부터 벗어날 수 있었다. 물론 아직 100% 완치된 것은 아니다. 피곤하거나 스트레스가 쌓이면 살짝 가려움증이 도지기는 하지만 휴식을 취하면 금방 가라앉는다. 최정애 씨는 고질병인 줄 알았던 항문소양증으로부터 벗어날 수 있어 행복하다며 좋아했다.

🥛 신장이 망가져 수독이 쌓이는 만성 당뇨

원래 당뇨는 열독에 의해 생기는 병이다. 혈액에 당이 많아지면서 혈액이 뜨겁고 끈적거려 순환이 안 돼 각종 합병증을 유발하는 질병이 당뇨병이다. 그래서 초기 당뇨병은 열을 꺼주는 것이 중요하다. 피가 너무 뜨거우면 혈전이 생기기도 쉽고, 오장육부를 비롯해 몸을 말리기 때문이다.

당뇨병은 한의학에서 소갈증이라 부르는데 소갈증은 크게 상소, 중소, 하소가 있다. 상소증은 심장과 폐의 허열이, 중소증은 비장과 위장의 허열이, 하소증은 신장의 허열이 원인이다. 결국 당뇨가 오래되면 신장이 열에 의해 망가지면서 수분대사 기능이 떨어진다. 소변을 시원하게 배출하지 못하고, 수분대사를 잘 못하니 수독이 쌓이기 시작한다.

그런데다 혈당을 조절하기 위해 먹는 당뇨약도 신장에 부담을 많이 준다. 당뇨약은 한 번 먹기 시작하면 끊기 어렵다. 식이요법이나 생활요법만으로 혈당을 조절하는 것은 쉽지 않기 때문에 평생 당뇨약을 먹어야 하는 경우가 대다수이다. 그렇게 10년, 20년, 30년 당뇨약을 복용하다 보면 신장이 서서히 망가지기 시작하면서 몸에 수독이 쌓이게 된다.

나의 장모님도 수십 년 동안 당뇨병으로 고생하신 분이다. 처음에는 당뇨약으로 혈당이 조절되었는데, 시간이 지날수록 조절이 어려워졌다. 약 복용량을 늘리고, 약을 바꾸기도 했지만 잘 듣지 않았다. 혈당이 들쑥날쑥한 것은 둘째 치고 몸이 있는 대로 늘어지고 피곤해 너무 힘들어하셨다.

오랫동안 복용하던 당뇨약을 아예 끊는 것은 쉽지 않다. 그래서 처음에는 당뇨약을 반으로 줄이면서 수독을 제거하는 한약과 망가진 신장을 회복하는 한약을 처방했다. 일주일 후부터는 당뇨약을 완전히 끊고 한약만 복용했다. 그 결과 혈당은 당뇨약을 복용할 때보다는 다소 높았지만 장모님은 기력을 많이 되찾으셨다.

한동안 장모님은 당뇨약을 복용하지 않고도 그 어느 때보다도 활기차게 잘 지내셨다. 서양의학의 관점에서 혈당만을 기준으로 한다면 장모님 건강 상태를 부정적으로 볼 수도 있다. 혈당 정상 수치는 공복혈당의 경우 70~99mg/dl, 식후 2시간 혈당이 140mg/dl 미만이어야 한다. 공복혈당이 126mg/dl 이상, 식후 2시간 혈당이 200mg/dl 이상이면 당뇨병이라 진단하는데, 장모님의 경우 공복혈당은 괜찮지만 식후 2시간 혈당이 평균 250mg/dl 정도였기 때문이다.

하지만 종종 혈당 수치보다는 실제로 느끼는 몸의 상태가 더 중요할 때가 많다. 비록 혈당은 정상치보다 높았지만 장모님은 예전처럼 몸이 축축 늘어지지 않고 의욕이 넘친다며 만족하셨다.

그러던 중 치아가 썩어 발치를 해야 할 일이 생겼다. 치과에 가 보니 혈당이 너무 높아 발치가 불가능하다며 혈당을 200mg/dl 이하로 떨어뜨릴 것을 요구했다. 할 수 없이 다시 당뇨약을 일주일치 복용해 혈당을 떨어뜨렸다. 원래 장모님은 조금 퉁퉁한 편이었는데, 수독을 없애면서 체중이 많이 빠졌었다. 그랬는데 다시 당뇨약을 드시면서 순식간에 체중이 5kg 늘어났다. 평소보다 식사를 더 많이 한 것도 아닌데, 급격하게 체중이 불어났다는 것은 살이 아니라 몸에 물이 많이 축적된 것이라고밖에 볼 수가 없다. 아니나다를까 발치를 끝내고 당뇨약 대신 한약을 복용하면서 체중은 다시 원위치로 돌아왔다. 장모님을 지켜보면서 확실히 당뇨병 약이 신장에 부담을 주어 소변을 제대로 배출하지 못하도록 방해한다는 것을 실감했다.

당뇨병은 지속적인 관리가 필요한 만성질환이다. 많은 분들이 당뇨약을 열심히 복용하는 것만으로 관리를 잘하고 있다고 생각하는데, 이미 이야기했듯이 당뇨약은 수독을 불러 당뇨를 더욱 악화시키는 작용을 할 수도 있다. 그러니 당뇨약에만 의존하지 말고 수독이 쌓이지 않도록 노력하는 것이 중요하다.

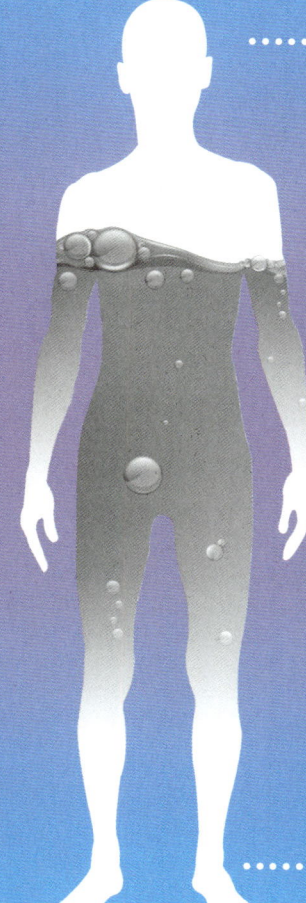

CHAPTER 4

물을
약으로
바꾸는
생활습관

01

하루 2리터의 강박증에서 벗어나라

　탄수화물, 단백질, 지방, 비타민, 무기질과 더불어 물도 우리 몸에 꼭 필요한 영양소이다. 모든 영양소는 너무 많지도, 너무 부족하지도 않은 딱 적절한 양을 섭취했을 때 가장 좋다. 너무 과하거나 부족하면 어떤 형태로는 건강에 부담을 준다.

　물도 마찬가지다. 물은 우리 몸의 윤활유 같은 존재다. 오장육부가 촉촉한 상태를 유지하며 제 기능을 다할 수 있게 돕고, 신진대사를 돕는 각종 물질들을 만들고, 혈액을 구성하는 주요 성분이기도 하다. 그래서 물이 부족하면 우리 몸 여기저기서 불균형이 생기고, 최악의 경우 생명이 위태로울 수도 있다.

하지만 물이 과해 생기는 부작용도 만만치 않다. 어떤 사람들은 다른 영양소와는 달리 물은 열량이 없고, 다른 성분이 포함되어 있지 않으므로 많이 마셔도 몸에 쌓이지 않는다고 말한다. 쓰고 남은 물은 다 몸밖으로 배출되기 때문에 안심하고 많이 마셔도 된다는 것이다.

그렇지 않다. 물도 다른 영양소처럼 너무 많이 마시면 몸에 축적된다. 신진대사에 아무런 문제가 없으면 남은 물을 몸밖으로 배출하겠지만 지속적으로 많은 양의 물을 마시면, 신장이 걸러낼 수 있는 물의 양에 한계가 있기 때문에 신장에 무리가 가 미처 물을 배출시키지 못하고 몸에 쌓이게 된다. 그렇게 쌓인 물이 순환되지 않고 정체되어 있으면 더 이상 물은 우리 몸에 필요한 영양소가 아닌 독이 된다.

우리 몸에 물이 독으로 쌓이지 않게 하려면 물을 잘 마셔야 한다. 어떻게 물을 마시는가에 따라 물은 약이 될 수도, 독이 될 수도 있다.

사람마다 물 필요량이 다르다

하루에 섭취해야 할 물의 양은 얼마일까? 2리터로 알고 있는 분들이 많을 것이다. 방송매체는 물론 건강서들이 마치 약속이라도 한 듯이 하루에 최소 2리터는 마셔야 한다고 했기 때문이다.

왜 2리터일까? 근거는 있다. 우리 몸의 수분은 섭취와 배설을 통해 거의 일정량이 유지된다. 우리가 섭취한 수분은 우리 몸 구석구석을 돌며 체내에서 생긴 노폐물을 청소해 몸밖으로 배출하는 역할을 한다. 즉 더러워진 물을 배설하고, 그만큼 깨끗한 물을 섭취해야 우리 몸이 건강하다.

보통 성인은 하루에 소변으로 1,000~1,500㎖, 대변으로 100㎖를 배출한다. 대소변만으로 수분을 배출하는 것은 아니다. 피부 및 호흡을 통해서도 수분을 배출한다. 이를 불감증설이라고 하는데, 이렇게 배출하는 양이 약 900㎖ 정도이다. 이를 모두 합치면 하루 2,000~2,500㎖의 수분을 배출하는 것이어서 최소 2리터의 물을 섭취해야 한다는 계산이 나온 것이다.

하지만 어디까지나 성인을 기준으로 한 평균치이다. 하루에 필요한 수분 섭취량은 사람마다 조금씩 다르다. 활동량이 많고 땀을 많이 흘리는 청소년들은 성인보다 더 많은 수분을 섭취해야 한다. 반면 만성신부전, 간질환, 심장질환을 앓고 있는 사람들은 수분대사가 원활하지 않거나 수분이 많으면 신장, 간, 심장에 더욱 부담을 주므로 수분 섭취량을 제한해야 한다. 또한 여성은 남성보다 땀으로 배출하는 양이 적으므로 남성보다 하루에 필요한 수분 섭취량이 적다. 이처럼 사람마다 건강 상태, 활동량 등에 따라 하루에 필요한 수분 섭취량이 다른데, 무조건 2리터를 마셔야 한다는 것은 잘못된 생각이다.

질병이 있어 수분섭취량을 제한하거나 늘릴 때는 제외하면 보통 키와 체중을 기준으로 하루 필요 수분량을 계산할 수 있다.

> 하루 수분 섭취량 = [몸무게(kg) + 키(cm)] / 100

예를 들어 키 175cm, 체중 80kg인 남성의 경우 적정한 하루 수분 섭취량은 (175+80)/100 = 2.55리터가 된다. 한편 키 160cm, 체중 55kg인 여성이라면 (160+55)/100 = 2.15리터가 하루에 섭취해야 할 수분량이다.

순수한 물만 수분이 아니다

"차나 음료수는 물로 치면 안 되는 거죠?"
"순수한 물을 2리터 마셔야 하는 거죠"

많은 사람이 하루에 필요한 수분 섭취량을 순수한 물로 채워야 한다고 생각한다. 약 200리터 용량의 머그컵으로 하루에 10잔 이상 물을 마셔야 한다는 얘기도 그래서 나왔다. 깨끗하게 정수된 물만 마셔야 건강해질 것 같은 뉘앙스를 물씬 풍기는 정수기 업체들의 광고도 한몫을 했다.

하루에 필요한 수분 섭취량은 물뿐만 아니라 차나 음료수는 말할 것도 없고, 음식을 통해 섭취하는 수분량까지 포함한다. 우리가 매일 먹는 음식도 수분을 함유하고 있다. 쌀밥에도 눈에 보이지 않는 수분이 많다. 보통 쌀은 수분이 15% 정도 되는데, 밥을 지으면 수분이 차지하는 비중이 65%로 늘어난다. 쌀밥 한공기의 중량이 200g이라면 약 130g이 수분인 셈이다. 결국 밥 한 공기를 먹으면 약 130ml의 수분을 섭취하는 것이다.

밥뿐만 아니라 국과 반찬에도 수분이 포함되어 있다. 국은 90%가 수분이라 해도 과언이 아니고, 채소를 재료로 한 반찬에도 수분이 제법 많다. 원래 채소는 70~90%가 수분인데, 데치거나 볶는 과정을 거쳤다 해도 수분은 여전히 많이 남아 있다. 보통 하루 세끼 식사를 통해 섭취하는 수분량은 약 800~1000ml 정도인 것으로 추정된다. 세끼 식사만 해도 이미 하루에 필요한 수분 섭취량의 절반은 채운 셈이다.

간식이나 후식으로 먹는 과일도 상당량의 수분을 함유하고 있다. 종류와 상관없이 과일은 적게는 70%에서 많게는 90% 이상이 수분이다. 그만큼 과일을 즐겨먹는 사람은 과일로부터 섭취한 수분량이 많다는 이야기다.

이렇게 순수한 물 외에 음식, 과일, 차나 음료수 등으로부터 섭취한 수분까지 모두 합하면 실제로 물을 마셔 보충해야 할 수분은 대폭 줄어든다. 아무리 넉넉하게 잡아도 1~1.5리터 수준이다. 그런데 순수하게 물로만 보충하려 들면 수분을 과잉 섭취해 불필요하게 남아돌아가는 수분이 많아져 수독이 쌓일 수밖에 없다.

구분	세부 구분	수분 함량
음식	밥 한 공기	65%
	국 한 그릇	90%
	찌개	70~80%
	빵	30~45%
채소	배추	96%
	무	90%
	피망	92%
	브로콜리	91%
	오이	96%
	양배추	95%
과일	수박	93%
	참외	92%
	사과	84%
	복숭아	92%
	포도	84%
	딸기	91.5%
	자몽	90%
	바나나	73.4%
	토마토	95%

| 우리가 즐겨 먹는 음식, 채소, 과일의 수분 함유량 |

갈증이 날 때만 마셔라

하루에 2리터의 물을 마셔야 한다는 이야기가 정설처럼 돌면서 의식적으로 물을 마시려고 노력하는 사람들이 많다. 시도해 본 사람은 알겠지만 순수한 물을 하루에 2리터씩 마시기란 쉽지 않다. 머그컵으로 10잔은 마셔야 2리터를 채울 수 있다. 습관처럼 시도 때도 없이 물을 마시지 않으면 그 많은 양의 물을 채우기가 어렵다.

굳이 의식적으로 노력하지 않아도 우리 몸은 수분이 부족해 보충할 필요가 있으면 신호를 보낸다. 신호는 주로 갈증의 형태로 나타나는데, 갈증이 날 때만 물을 마셔도 충분하다. 갈증이 나지 않는데도 습관적으로 물을 마시면 필요 이상으로 많은 물을 섭취하게 되고, 미처 몸에서 처리되지 못한 물은 수독으로 쌓이기 쉽다.

다만 한 가지 주의해야 할 것이 있다. 습관적으로 물을 마시던 사람은 평소 마시던 만큼 물을 마시지 않으면 이미 몸에 물이 충분한데도 갈증을 느낀다. 이런 갈증과 진짜 갈증을 구분할 필요가 있다. 습관적인 갈증일 경우 물을 마시지 않아도 괜찮다. 그 순간 넘어가면 갈증을 잊을 수 있다. 하지만 진짜 갈증은 물을 참으면 더 갈증을 느껴 견디기 어렵다.

입이 마른 것과 갈증도 구분해야 한다. 입이 마른 것과 갈증은 다르다. 말을 많이 하면 입이 마르다. 말을 하는 동안 입 안에 공기가 들어가 건조해지기 때문이다. 입을 벌리고 자는 사람들도 아침에 일어나면 입이 말라 물부터 들이키는 경우가 많다. 이 또한 말을 많이 했을 때와 마찬가지로 입을 벌리고 있는 동안 수분이 날아가 건조해져서 그렇다.

입이 마를 때는 정말 몸에서 물을 보충하라는 신호가 아니어서 입만 적셔도 충분하다. 그런데 갈증인 줄 알고 물을 많이 마시면 수독으로 쌓일 수 있다.

　물 뿐만 아니라 차나 음료수를 습관적으로 마시는 습관도 좋지 않다. 특히 여성들 중에는 습관적으로 차를 즐겨 마시는 분들이 많은데, 조심할 필요가 있다. 여성들은 남성들에 비해 하루에 섭취해야 할 수분량이 적은데, 땀으로 배출하는 수분량 또한 적기 때문에 수분을 덜 섭취해야 한다. 남성들보다 여성들에게 수독이 많은 것도 이런 이유 때문이다.

02

국과 찌개를 멀리하라

　수독이 몸에 쌓이지 않게 하려면 한편으로는 수분대사에 문제가 없는지를 체크하고, 다른 한편으로는 물을 필요 이상으로 많이 섭취하지 않도록 주의해야 한다. 물, 차, 음료뿐만 아니라 음식을 통해 섭취하는 수분까지 염두에 두어야 수독을 예방할 수 있다. 수분대사를 관장하는 신장과 방광의 기능을 강화할 수 있도록 우리 몸에 필요한 영양소를 골고루 섭취하면 더욱 좋다.

　하지만 이미 수독이 쌓이기 시작했다면 좀 더 조심해야 한다. 수독이 쌓였을 때 조심해야 할 음식들은 대부분 수독 여부와 상관없이 모두에게 좋지 않은 경우가 많지만 일반적으로 건강에 도움이 된다고 알려져 있는 음식인데, 수독을 악화시키는 음식들도 일부 있기 때문이다.

🥛 해독주스, 득보다 실이 많다

해독주스 열풍이라 해도 과언이 아닐 정도로 해독주스에 대한 관심이 많다. 해독주스는 비타민과 무기질이 풍부한 채소나 과일을 갈아 만든 주스다. 채소나 과일은 종류와 상관없이 대부분 비타민과 무기질이 풍부하기 때문에 각자의 기호에 맞는 채소나 과일을 선택해 만들어도 괜찮다.

비타민과 무기질은 해독을 하는 데 꼭 필요한 영양소이다. 해독을 주관하는 장기는 '간'인데, 간이 해독을 하려면 수많은 효소들이 필요하다. 그 효소들이 잘 활동할 수 있도록 돕는 영양소가 비타민 B군B1, B2, B5, B6, B7, B12, B70이다.

비타민 C도 해독을 하는 데 없어서는 안 될 영양소이다. 해독을 하는 과정에서 또 다른 독이나 마찬가지인 활성산소가 발생하는데, 비타민 C는 강력한 항산화작용을 하기 때문에 활성산소가 생기지 않도록 막아준다. 이 밖에도 비타민 E, 셀레늄, 인돌, 티올, 황, 아연 등의 비타민과 무기질이 해독작용에 관여한다.

비타민과 무기질이 풍부한 해독주스는 확실히 우리 몸에 독이 쌓이지 않도록 예방하고, 쌓인 독을 풀어주는 데 도움이 된다. 그래서 건강에 관심이 많은 사람들이 언제부터인가 열심히 해독주스를 만들어 마시기 시작했는데, 이미 수독이 많이 쌓인 상태라면 해독주스를 마시면 안 된다. 특히 아침에 일어나서 밥 대신 해독주스를 마시는 것은 금물이다.

수독이 많은 사람은 대체적으로 몸이 냉하다. 밤에는 신체의 모든 장기와 기관도 잠을 자기 때문에 아침에 일어나면 더욱 몸이 냉한 상태다. 그런 상태에서 아침에 해독주스를 마시면 가뜩이나 냉한 몸을 더욱 냉하게 만드는 결과를 초래한다.

밤새 잠자던 우리 몸을 깨우려면 적당한 열이 필요하다. 열을 내는 데는 식사가 최고다. 음식물이 위에 들어가면 음식을 소화시키는 과정에서 열이 발생한다. 수독이 없고 건강한 사람은 찬물을 마셔도 위와 장이 자극을 받아 움직이면서 열을 발생할 수 있지만 수독으로 위가 냉한 사람은 다르다. 이미 위에 수독이 걸려 냉한데 찬물을 마시면 위에 물이 더 많아지고, 위가 더 냉해져 제 기능을 하기 어렵다.

해독주스는 찬물과 다름없다. 채소와 과일로 만들었지만 90% 이상이 수분인데다 찬물보다는 덜하지만 성질이 차갑다. 그런 해독주스를 위가 냉해 잘 받아들이지도 못하는데 억지로 마시면 역효과가 난다. 다른 종류의 독을 푸는 데는 도움이 될지 몰라도 적어도 수독을 푸는 데는 도움이 안 되고, 오히려 수독을 가중시킬 수 있다.

불임으로 내원했던 30대 초반의 이영란 씨는 해독주스의 폐해를 직접 경험한 장본인이다. 이영란 씨는 회사업무로 과로에 시달리는 데다 밥도 제때 잘 먹지 못해 몸은 비쩍 말랐고, 기력이 너무 없는 상태였다. 복진을 해보니 복탄력이 1 정도 밖에 되지 않을 정도로 허약했고, 배가 차고, 물도 소화기에 많이 걸려 있어 당연히 소화력이 떨어지는 상황이었다.

아침에도 배에 물이 걸려 있어 허기를 잘 느끼지 못하는 상황이었는데, 몇 달 전부터 해독주스를 마시기 시작했다. 황당한 것은 500ml 정도 되는 해독주스가 아침에 잘 넘어가지 않자 통에 담아 회사에 가져가 조금씩 나눠 먹었다는 것이다. 오전 11시쯤 되어서야 겨우 다 먹을 수 있었고, 밥을 먹어야 할 점심시간이 되면 해독주스로 배가 빵빵해져서 점심밥이 안 먹혔다. 저녁이 되어서야 겨우 허기를 느껴 하루에 한 끼만 겨우 먹고 살았다. 피가 되고, 살이 되는 음식을 먹어야 힘도 생기고 아기도 생길 텐데, 도대체 몸을 유지할 만한 음식을 먹지 않으니 당연히 기력도 없고, 피가 부족하니 임신이 되는 것이 오히려 이상할 지경이었다.

밥을 잘 먹을 수 있도록 소화기에 걸려 있는 물을 빼내고, 따뜻하게 해주는 인삼탕을 처방했다. 이와 더불어 부족한 피를 보충해주는 궁귀교애탕도 함께 복용하도록 했다. 약 4개월간 한약을 복용하면서 물, 음료수, 과일, 커피 등 수분함량이 높은 음식을 최대한 적게 먹도록 했다. 그 결과 멋지게 임신에 성공할 수 있었다.

해독주스는 무엇이든 잘 먹고, 소화도 잘 시키는 사람에게나 도움이 되는 음식이다. 엄밀한 의미에서 음식도 독이다. 음식, 특히 기름진 고열량 음식을 많이 먹으면 그만큼 열독이 많아지고, 노폐물, 어혈도 많이 쌓인다. 이런 사람들은 해독주스를 마시면 효과를 많이 본다.

한국인 밥상의 문제점

한국인의 밥상에 빠지지 않고 올라오는 것이 있다. 바로 '국'과 '찌개'다. 어렸을 때부터 국이나 찌개를 먹고 자랐기 때문인지 우리나라 사람들 중에는 둘 중 어느 한 가지는 꼭 있어야 밥을 먹을 수 있다는 사람들이 많다. 집에서뿐만 아니라 외식을 할 때도 마찬가지다. 사람들이 즐겨 찾는 외식 메뉴 중 단연 상위권은 김치찌개, 된장찌개, 순두부찌개와 같은 찌개 종류이거나 국밥, 설렁탕, 해물탕, 곰탕 등 탕 종류이다. 집에서 먹는 밥과 비슷한 백반에도 당연히 국이 있다.

국과 찌개는 물이나 매한가지다. 특히 국은 80~90% 이상이 물이다. 우리가 먹는 세끼 식사를 통해 섭취하는 수분량이 800~1000ml 정도인데, 이 중 상당 부분이 국으로 채워진다. 채소에도 수분이 많지만 조리를 하는 과정에서 수분이 날아가기도 하고, 무엇보다 반찬으로 채소를 먹는 양이 적어 국을 통해 섭취하는 수분과는 비교가 안 된다.

꼭 수독이 쌓이지 않았어도 국이나 찌개는 건강에 큰 도움이 안 된다. 우선 수분이 많은 국이나 찌개는 소화액을 희석시킨다. 우리가 음식을 먹으면 위산이 나와 음식물을 녹여 소화되기 쉬운 형태로 만든다. 그런데 국으로 섭취한 물이 위산을 희석시키면 소화가 잘 안 된다.

더 나쁜 것은 국이나 찌개에 다량 함유되어 있는 소금이다. 한국인은 소금을 많이 섭취하는 것으로 유명하다. 지난해 보건복지부가 조사한 바에 의하면 우리나라 국민들이 평균적으로 섭취한 소금량은 약 12g나트륨 4791mg이라고 한다. 이는 WHO세계보건기구 권장섭취량인 5g에 비해 2배 이상 많은 양이다.

소금의 나트륨 성분은 물을 끌어들이는 성질이 있다. 짜게 먹는 사람들에게서 고혈압이 많은 것도 이 때문이다. 나트륨 성분이 물을 끌어들여 혈액의 양이 늘어나 혈관을 미는 압력이 높아지면 혈압이 올라간다. 고혈압 자체는 증상이 없기 때문에 대수롭지 않게 생각할 수도 있지만 고혈압이 오래 지속되면 심혈관질환이나 뇌졸중이 발생할 위험이 커진다.

수독이 많은 사람이 소금을 많이 섭취한다는 것은 불난 집에 기름을 붓는 것처럼 위험한 일이다. 이미 수독이 많은데, 소금이 물을 더 불러들여 붙잡아 두기 때문에 몸에 불필요한 물이 더더욱 많아질 수밖에 없다.

하루아침에 오래된 식습관을 바꾸기는 어렵다. 하지만 건강을 위해서는 가능한 한 국이나 찌개를 멀리하는 것이 좋다. 이미 국이나 찌개 자체가 물인데, 국이나 찌개에 포함된 엄청난 양의 소금이 추가로 더 많은 물을 불러들이면 우리 몸은 그야말로 수독 천국이 되고 만다.

국이나 찌개의 해악은 이미 국가 차원에서도 우려하고 있다. 2013년 식품의약품안전청은 '국 없는 날'을 선포했다. 매월 셋째 주 수요일을 '국 없는 날'로 지정해 그날만큼은 국을 먹지 않도록 장려하고 있다. 2년이나 지난 지금까지 거의 대다수의 사람들이 모르고 있지만 그만큼 우리나라의 나트륨 섭취는 심각한 수준이다.

국이나 찌개를 먹는 오래된 습관을 바꾸기가 어렵다면 국이나 찌개를 조리하는 방법이라도 바꾸어야 한다. 국물의 양을 최소로 줄이고, 재료를 많이 넣으면 국을 통해 섭취하는 수분의 양을 줄일 수 있다. 간을 할 때도 소금을 최소한의 양만 넣어 조리해야 한다. 짜게 먹으면 물이 먹힌다. 이미 국을 통해 많은 양의 수분을 섭취했는데 추가로 물을 더 많이 마시는 것은 좋지 않다. 국을 멀리할 수 없다면 최대한 싱겁게 끓여 국을 먹은 다음에 물을 마시고 싶다는 생각이 들지 않도록 해야 한다.

빵과 과자, 담배만큼 나쁘다

식단이 서구화되면서 밥 대신 빵을 먹는 사람들이 많다. 간식으로 과자를 즐기는 사람들도 점점 늘고 있다. 빵과 과자 모두 밀가루를 주재료로 설탕, 버터, 소금을 가미해 만든다. 사실 밀가루 자체는 나쁜 것이 아니다. 밀의 시원한 성질이 열을 내려주기 때문에 열이 많은 사람에게는 좋은 약이 될 수 있다.

하지만 빵과 과자를 만드는 주재료인 밀가루는 자연 그대로의 밀이 아니다. 저장성을 높이기 위해 방부제를 다량 투여하고, 상품성을 높이기 위해 표백제로 눈처럼 하얗게 가공한 밀가루여서 문제가 된다. 방부제와 표백제는 모두 해독, 수분대사를 관장하는 신장과 해독을 주관하는 간을 망가뜨리는 주범이다.

빵과 과자가 건강에 좋지 않다는 것은 이미 많이 알려진 사실이다. 특히 과자는 설탕, 버터, 소금 이외에도 각종 식품첨가물이 들어 있어 더더욱 좋지 않다. 건강한 사람도 빵과 과자를 많이 먹으면 건강에 적

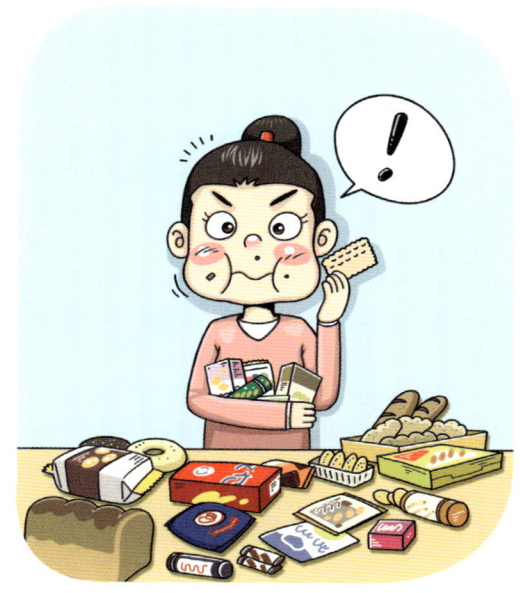

신호가 켜지는데, 수독이 쌓인 사람은 말할 것도 없다. 수독이 쌓였다는 것은 이미 신장과 간이 약해졌다는 것을 의미하는데, 빵과 과자를 계속 먹으면 더 약해져 수분대사가 안 되고, 해독을 못해 수독이 더 악화되는 결과를 초래한다.

요즘 불임으로 고생하는 20~30대 젊은 여성들이 많다. 불임이 많아지는 이유는 여러 가지이겠지만 개인적으로는 식습관의 변화가 가장 큰 영향을 미쳤을 것이라 본다. 40~50대 중년 여성들만 해도 어렸을 때는 빵과 과자를 많이 먹지 않았다. 그때만 해도 빵과 과자가 지금처럼 흔치 않았고, 있어도 마음대로 사먹을 만큼 경제적으로 여유가 없는 경우가 태반이었다. 그에 비해 20~30대 젊은 여성들은 아주 어렸을 때부터 빵과 과자에 노출되었던 세대다. 그러다 보니 신장과 간이 약해져 자궁에 수독과 혈독이 쌓여 임신을 방해하는 것으로 추정된다.

흔히 담배만큼 몸에 나쁜 것이 없다고 말한다. 실제로 담배는 발암물질 덩어리나 다름없고, 기혈순환을 방해해 심혈관질환을 일으키는 원흉이기도 하다. 그런 담배만큼이나 빵과 과자도 몸에 나쁘다. 빵과 과자의 달콤하고 고소한 맛이 유혹적이기는 하지만 그 대가로 신장과 간이 나빠져 수독과 혈독이 쌓이게 되니 가능한 한 멀리 해야 한다.

커피와 녹차, 신장의 수분대사를 교란시킨다

물 대신 커피, 녹차, 홍차 등 차를 마시는 사람들이 많다. 하루에 필요한 수분 섭취량은 순수한 물뿐만 아니라 음료수, 음식물에 포함된 수분까지 모두 계산해야 한다. 그런 관점에서 본다면 커피, 녹차, 홍차 등의 차도 99%가 물이므로 물 대신 마셔도 괜찮다고 생각할 수 있다.

물 대신 차를 마셔도 된다. 하지만 어디까지나 카페인이 없는 차에 국한된 얘기다. 커피, 녹차, 홍차 등 카페인이 함유되어 있는 차는 결코 물을 대신할 수 없다. 카페인 성분이 이뇨작용을 하기 때문이다. 일반적으로 커피 한 잔을 마시면 약 한 잔 반 정도의 수분을 몸에서 배출한다고 한다. 그래서 커피를 마시면 수분이 보충되는 것이 아니라 수분이 더 부족해진다. 진액을 말리는 것이다.

커피나 녹차가 이뇨작용을 한다면 수독이 많이 쌓인 사람에게는 도움이 된다고 생각할 수 있다. 수독을 빼는 기본 원리는 몸안에 정체되어 있는 불필요한 물을 소변과 함께 배출시키는 것이다. 그래서 수독을 없애는 데 사용하는 한약재는 대부분 이뇨작용을 돕는 성분이 들어 있다.

하지만 커피와 녹차의 이뇨작용과 한약재의 이뇨작용은 기전이 다르다. 커피와 녹차는 양약인 이뇨제처럼 신장에 부담을 주고, 신장의 수분대사를 교란시킨다. 게다가 커피와 녹차는 이뇨작용을 하긴 하지만 불필요한 나쁜 물수독이 아닌 우리 몸에 좋은 진액을 말린다. 결국 카페인을 많이 섭취하면 진액이 마르게 되어 촉촉해야 할 장기가 건조해지고 기능이 약해진다.

특히 향이 진한 커피는 진액을 말리는 작용이 있는 강한 각성제이다. 커피 자체에는 에너지가 없고, 몸안에 있는 에너지를 쥐어짜내는 역할을 한다. 그러다 보니 힘들 때 커피를 마시면 반짝 힘이 솟지만 결국 진액을 말려서 몸을 메마르게 한다. 커피를 즐기는 분들은 자기도 모르게 치즈 케이크나 무언가 달달한 음식을 커피와 곁들어 먹는다. 이는 진한 커피로 몸에 진액이 마르는 것을 느끼면서 이를 보충하려는 무의식적인 행동이라 할 수 있다.

장기 중에서도 신장과 심장이 가장 타격을 많이 받는데, 신장이 마르면 몸에 수독이 쌓이고, 심장이 마르면 불안해지고, 잠이 오지 않는다. 특히 여자 분들은 월경으로 피와 진액을 어쩔 수 없이 잃게 되므로, 피와 진액이 부족한 경우가 많아서 커피와 녹차와 같이 카페인이 많이 함유되어 있는 차는 마시지 않는 것이 좋다.

🥛 술, 수독은 늘리고 진액은 말린다

술을 많이 마신 다음날에는 몸이 무겁고 퉁퉁 부어 자리에서 일어나기 싫을 때가 많다. 술은 대부분의 성분이 물이기 때문에 술을 많이 마시면 그만큼 체내에 물이 늘어나기 때문이다. 이외에도 술을 마시면 속이 메슥거리고, 심한 경우 구토를 하게 되는데, 이 또한 위장 근처에 빠져나가지 못하고 정체되어 있는 물이 원인이다.

하지만 술을 물로만 볼 수는 없다. 술의 주요 성분인 알코올은 열熱이다. 그래서 술을 마시면 몸에서 열이 나고, 그 열이 위로 올라가면 얼굴이 붉어지는 것이다. 뿐만 아니라 알코올의 열은 간을 비롯한 오장육부를 뜨겁게 만들고, 우리 몸에 좋은 진액을 말려버린다.

이처럼 술은 몸에 나쁜 수독은 늘리고 우리 몸에 필요한 좋은 물인 진액을 말리기 때문에 좋지 않다. 수독이 쌓여 있는 사람뿐만 아니라 수분이 부족한 사람 모두에게 나쁘다.

그렇다고 아예 술을 마시지 않기는 어렵다. 요즘에는 예전처럼 무작정 술을 권하지는 않지만 그래도 사회생활을 하다 보면 어쩔 수 없이 술을 마셔야 할 때가 종종 있다. 피할 수 없다면 술로 인한 피해를 최소화시키는 것이 최선이다.

수독이 많은 사람은 술의 물과 열 중, 열을 선택하는 것이 그나마 낫다. 알코올 도수가 낮은 술은 덜 취하는 대신 그만큼 많은 양을 마시게 되기 때문에 좋지 않다. 수독이 많은 사람들은 이미 신장의 기능이 약해져 있는 상태인데, 한꺼번에 많은 양의 물이 들어오면 감당을 하지 못한다.

반면 독한 술은 빨리 취하기 때문에 알코올 도수가 낮은 술만큼 많이 마시기는 어렵다. 그래서 마르고 체액이 부족한 사람은 급격히 들어온 열이 체액을 말려버릴 수 있으므로 조심해야 한다. 수독이 많은 사람은 열이 수독을 말리면 좋겠다고 생각할 수 있지만 꼭 그렇지만은 않다. 앞에서도 이야기했듯이 술은 수독이 아니라 진액을 주로 말리기 때문이다.

그렇다면 어떤 술이 그나마 덜 해로울까? 열은 열대로, 물은 물대로 우리 몸에 악영향을 미치기 때문에 열과 물 모두를 최소화시킬 수 있는 술이 좋다. 열을 최소화시키려면 성질이 서늘한 보리를 주원료로 만든 술을 권할 만하다. 보리를 원료로 한 대표적인 술 중 하나가 맥주인데, 앞에서도 이야기했듯이 맥주는 도수가 낮아 많이 마시게 되므로 수독이 많은 사람에게는 좋지 않다. 맥주보다는 보리로 만들고 도수가 높은 곡주를 추천할 만하다.

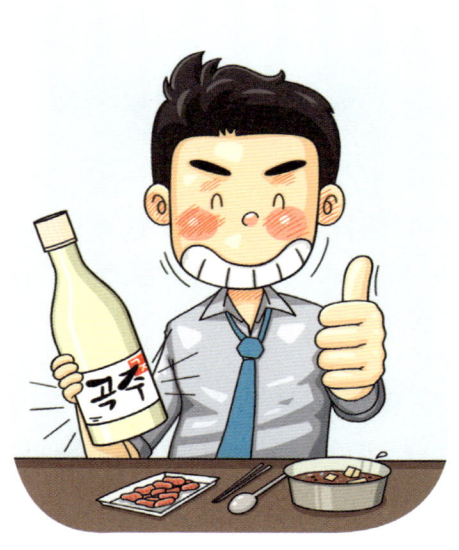

술을 마신 다음에는 충분한 휴식을 취하는 것이 중요하다. 술을 마시면 간은 열을 받아 지친데다, 해독을 하느라 더 지치고, 신장 역시 한꺼번에 밀려들어온 물을 처리하느라 지칠 대로 지친 상태이다. 지친 간과 신장이 충분한 휴식을 통해 회복할 수 있는 시간을 주어야 한다. 보통 간과 신장이 회복하는 데는 짧게는 2~3일, 길게는 일주일 정도 걸린다. 만약 충분한 휴식을 취하지 못하고 불가피하게 계속 술을 마셔야 하는 상황이라면 자기에게 맞는 적절한 해독 방법으로 수독과 열독을 풀어줄 필요가 있다.

돼지고기와 회, 물이 많고 냉하다

소고기와 돼지고기를 비교할 때 돼지고기가 소고기에 비해 단백질 함량이 많고, 소고기에 비해 몸에 좋은 불포화지방산의 비율이 높다고 한다. 그래서 소고기보다는 돼지고기가 몸에 더 좋다고 말한다. 하지만 수독이 쌓여 있는 사람이라면 돼지고기가 맞지 않을 수 있다. 돼지고기가 기본적으로 물이 많은 음식이기 때문이다.

사실 소고기와 돼지고기의 수분 함량은 약 70%로 비슷하다. 소고기나 돼지고기 특유의 냄새는 이 수분 때문에 난다고 보면 된다. 일반적으로 돼지고기가 소고기보다 냄새가 조금 더 나는데, 이는 돼지고기의 수분 함량이 소고기보다 약 2~3% 정도 많기 때문이다.

소고기와 돼지고기의 수분 함량은 엇비슷한데, 소고기보다 돼지고기를 경계해야 하는 이유는 서로 성질이 다르기 때문이다. 소고기는 맛이 달고 따뜻하며, 뱃속을 편안하게 하고 소화기를 튼튼하게 하여 기운을 나게 한다. 음양 중 양에 속하는 육류이다. 이에 비해 돼지고기는 음에 해당하고 성질이 차갑다. 수독이 많은 사람은 몸이 냉한데, 물이 많고 차가운 성질의 돼지고기를 먹어서 좋을 이유가 없다.

중국 대련을 방문했을 때 중국 사람들 30여 명을 단체로 진단해 본 적이 있다. 어린아이부터 노인들까지 한 사람도 빠짐없이 모두 다 수독을 빼내야 되는 상황이어서 당황했던 적이 있는데, 가만히 생각해보니 이해할 만한 일이었다. 중국 사람들은 돼지고기를 주로 먹고, 차도 굉장히 많이 마신다. 아마도 그런 식습관이 수독을 불렀을 것이라는 결론을 내렸다. 내가 방문했을 때가 6월이었는데, 상당히 더웠음에도 불구하고, 에어컨도 켜지 않고, 물과 맥주 모두 차게 마시지 않는 모습에 상당히 놀랐다. 몸에 수습이 너무 많다보니 차가운 것이 싫었을 것이다.

같은 이유로 생선회도 수독이 많은 사람에게는 좋지 않다. 생선의 수분 함량은 약 70~80%로 육류보다 많다. 그런데다 성질 또한 대부분 차갑다. 갈치, 조기, 고등어와 같이 성질이 따뜻한 생선도 있지만 대부분의 생선은 돼지고기처럼 음에 속하고 성질이 차고 냉하다.

하지만 물이 많고 냉하다고 돼지고기와 회를 무조건 피해야 하는 것은 아니다. 물을 줄이고, 찬 성질을 보완해서 먹으면 된다.

돼지고기를 요리할 때 돼지 특유의 잡내를 잡기 위해 생강, 양파, 된장 등을 주로 넣는다. 생강, 양파, 된장은 모두 성질이 따뜻해 돼지고기의 냉한 성질을 보완하고, 물을 빼주는 역할을 한다. 돼지고기를 삶거나 찔 때 뿐만 아니라 돼지고기를 구워 먹을 때도 양파나 생강을 곁들이면 냄새와 수분 두 마리 토끼를 잡을 수 있다.

회도 마찬가지다. 회를 먹을 때는 주로 생강, 겨자 등을 곁들여 먹는다. 생강과 겨자가 물 자체를 없애주지는 못하지만 워낙 성질이 따뜻해 회의 냉한 성질은 보완해줄 수 있다. 하지만 수독이 많은 사람은 생강과 겨자를 곁들여도 생선회가 워낙 물이 많아 부담을 줄 수 있으니 가능한 한 구이로 만들어 먹는 것이 좋다.

: 겨울엔 냉면, 여름엔 삼계탕 :

여름이 되면 배탈이 나는 사람들이 많다. 우리 몸은 뜨거운 열기로 더워지면 땀으로 열을 발산한다. 이때 미세하지만 몸속 온도는 떨어지고, 소화기계의 온도도 떨어져서 자연스럽게 평소보다는 기화되는 물의 양이 줄어들고, 물이 좀 더 고이게 된다. 이때 아이스크림이나 물냉면처럼 차면서 수분을 많이 함유한 음식을 먹으면 대장에서 흡수할 수 있는 물의 양을 초과하기 때문에 설사를 하게 된다.
겨울에는 반대이다. 겨울에는 추위를 이기려고 열을 몸에 축적하게 되므로 평소보다 속이 뜨거워진다. 그래서 우리 조상들은 여름에는 배를 따뜻하게 하는 삼계탕을, 겨울에는 속을 달래는 성질이 서늘한 팥죽이나, 동치미, 물냉면을 먹으면서 건강을 유지했던 것이다.

🥛 우유, 열도 많고 물도 많다

많은 사람이 즐겨 먹는 우유도 수독이 많은 사람에게는 좋지 않은 음식이다. 우유의 성질은 양면적이다. 물의 찬 성질과 열의 뜨거운 성질을 모두 갖고 있다.

한의학적 관점에서 보지 않더라도 이미 우유가 완전식품이 아닌 건강을 해칠 수 있는 식품이라는 보고가 많다. 우유는 육류와 마찬가지로 단백질, 지방, 칼슘이 들어 있다. 이 중 지방이 특히 문제다. 우유의 지방은 중성지방, 포화지방이 많은 동물성 지방이다. 동물성 지방은 비만, 심혈관질환, 암 등을 유발할 수 있는 요인이므로 많이 섭취하면 안 된다. 또한 동물성 지방은 열을 발생시키는 원동력이기도 하다.

우리 민족은 원래 우유를 먹는 민족이 아니었다. 1960년대에 본격적으로 우유가 소비되기 시작했다. 고기도 먹어본 사람이 잘 먹는다고, 유전적으로 먹어오지 않던 것을 먹으면, 아무래도 몸에 부담이 많이 된다. 실제로 우유를 먹으면 배가 아프거나 설사하는 경우도 있고, 우리나라 사람들의 70퍼센트는 우유를 제대로 소화하지 못한다는 보고도 있다. 우유가 몸에 나쁜 또 다른 이유는 우유 자체보다는 우유가 만들어지는 과정에 있다고도 볼 수 있다. 낙농업자들은 소를 키울 때 더 많은 우유를 얻기 위해 다량의 항생제와 성장호르몬을 투여한다. 그 약들이 소의 몸을 돌고 돌아 우유로 흘러가니 사람들에게 좋을 리 만무하다.

요즘은 옛날에 비해 아토피로 고생하는 아이들이 많다. 이는 우유와 무관하지 않다. 아이들이 엄마 젖 대신 많이 먹는 분유는 우유에 설탕을 비롯한 식품첨가물을 넣고 열을 가해 만든 것이어서 더욱 열이 많다. 그런 분유를 먹으며 자라니 열로 인한 아토피가 생기는 것은 당연지사다.

임상학적으로 보면 우유가 아토피를 악화시키는 요인이란 것이 더욱 분명해진다. 아토피로 고생하는 아이들 대부분이 분유나 우유를 끊으면 좋아졌다. 열독을 풀어주는 처방도 필요하지만 근본적으로 열독을 만드는 분유를 끊지 않으면 아토피를 완전히 없애기 어렵다.

우유의 찬 성질도 열 못지않게 우리 몸에 좋지 않다. 우유 성분 중 가장 많은 비중을 차지하고 있는 것도 역시 물이다. 오래 두고 먹기 위해 냉장고에 보관하는 경우가 많다. 물의 성질은 찬 냉장고에 있으면 더욱 강화된다. 냉장고에 보관된 찬 우유를 먹으면 소화가 잘 안 되고, 금방 장이 요동을 치면서 설사를 하는 경우가 많은데, 다 우유의 물 성분이 극대화되었기 때문에 나타나는 현상이다.

우유는 사실 송아지가 먹어야 할 젖이다. 사람이 굳이 우유를 먹을 이유가 없다. 우유는 마셔서 얻는 이익보다 잃는 것이 더 많다. 하나를 얻는 대신 열 개를 잃는 우유를 꼭 마셔야 할 이유가 없다. 특히 수독이 많은 사람은 더욱 우유를 멀리해야 한다. 우유의 물 성분이 수독을 더욱 악화시키고, 열 성분이 장기를 약화시키고, 수분대사를 비롯한 각종 신진대사를 교란시키기 때문이다.

03

수독을
해독하는
음식들

 수독을 악화시키는 음식이 있는가 하면 수독을 없애는 데 도움이 되는 음식도 있다. 한의학에서는 음식도 약이다. 한약재도 알고 보면 다 먹을 수 있는 음식이나 마찬가지다. 그래서 음식으로 고치지 못하는 병은 약으로도 고치지 못한다는 말도 충분히 설득력이 있다.

 수독을 예방하려면 수분을 많이 섭취하지 않는 것도 중요하지만 수분대사를 주관하는 신장이 망가지지 않도록 해야 한다. 수독을 없앨 때도 신장의 기능은 중요하다. 수독이 많은 분들은 대체로 신장과 방광의 기능이 떨어져 있는 경우가 많다. 이뇨 작용을 도와 수독을 몸밖으로 배출해도 신장이 좋지 않으면 수분대사가 원활하지 않아 또 수독이 쌓이기 때문이다.

결국 수독을 예방하고 없애는 데 도움이 되는 음식은 대부분 이뇨 작용을 돕고 신장의 기운을 돋워주는 음식들이다. 그중에서도 주변에서 쉽게 구할 수 있고, 조리 방법도 간단한 음식들 몇 가지를 소개하면 다음과 같다. 수독이 많이 쌓여 있는 분들은 아래에 소개한 차를 마시더라도 갈증이 있을 때에만 물 대신 마신다는 생각을 해야 한다.

🥛 옥수수염 차

이뇨제처럼 신장에 부담을 주지 않으면서도 시원하게 소변을 볼 수 있도록 돕는 대표적인 음식 중 하나가 옥수수염이다. 사실 옥수수염을 음식이라 말하기는 무리가 있다. 한 알 한 알 입안에서 터뜨리며 먹는 재미가 있는 옥수수는 여름철 별미 간식거리로 인기가 많지만 옥수수염의 효능을 미처 알지 못하는 사람들은 껍질과 함께 버리는 경우가 많았다.

옥수수염의 효능은 이미 오래 전부터 거론되었다. 중국 명나라 시절이었던 1596년에 편찬된 〈본초강목〉에는 '옥수수염은 성질이 따뜻하지도 차갑지도 않고, 맛은 달고 독이 없어 속을 편안하게 하고 입맛

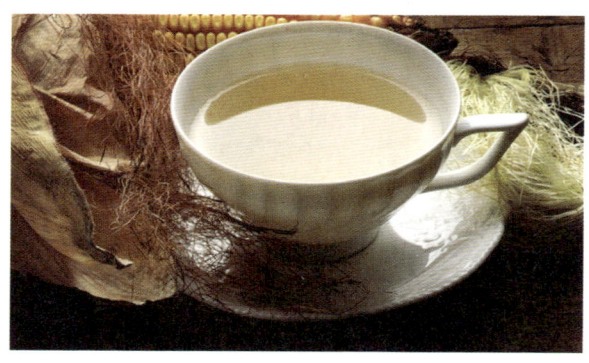

을 좋게 한다.'는 내용과 '소변량이 적고 잘 나오지 않거나 신장 및 방광의 담석으로 인한 통증을 참기 어려울 때 옥수수염과 잎을 달여 마시면 좋다.'는 내용이 나온다.

옥수수염의 이뇨 작용은 제법 강력해 수독을 빼거나 신장 기능이 약해 소변을 잘 보지 못하는 사람에게 도움이 된다. 뿐만 아니라 수독이 많으면 악화되는 고혈압에도 좋고, 혈당을 떨어뜨려주는 기능을 하기 때문에 당뇨에도 좋다.

옥수수염은 차로 달여 물 대신 마시는 것이 가장 무난하다. 옥수수염만 달여서 마셔도 되지만 일반적으로 결명자, 감국화를 섞어 달여 마시면 더 좋다. 감국화는 국화 또는 감국이라고도 부르는데, 국화 중에서도 꽃 크기가 작고 색깔이 노란 국화를 말한다. 먹어 보면 맛이 달아 감국화라는 이름이 붙었다고 전해진다.

결명자와 감국화의 효능은 비슷하다. 둘 다 눈과 간에 좋은 성분을 갖고 있어 눈을 밝게 하고 간을 튼튼하게 하는 데 도움이 된다. 또한 열을 내려주고 독을 풀어주고 위장을 편안하게 해주는 효과도 있다.

: 옥수수염 차 만들기

재료 • 옥수수수염 20g, 결명자 10g, 감국 5g, 물 1리터

① 옥수수수염을 흐르는 물에 깨끗이 씻어 물기를 뺀 후 그늘에 말린다.
② 옥수수수염, 결명자, 감국화, 물을 넣고 끓기 시작하면 중간불로 1시간 정도 더 끓여준다.
③ 노랗게 우러나오면 체에 걸러 찌꺼기를 거르고 물통에 보관한다.
④ 오래 두고 먹을 때는 냉장 보관하는 것이 좋다.

늙은 호박

옥수수수염과 더불어 이뇨 작용을 도와 수독과 붓기를 빼는 데 효과적인 음식으로 꼽히는 것이 '늙은 호박'이다. 아주 오래 전부터 출산 후 부기를 빼는 데, 늙은 호박을 달여 먹인 것도 이 때문이다.

신장은 우리 몸의 수분량을 체크해 소변량을 조절한다. 수분이 적으면 소변량을 줄이는 항이뇨 호르몬을 분비해 소변을 억제하고, 수분이 많으면 항이뇨 호르몬을 억제해 소변량을 늘리는 방식이다. 항이뇨 호르몬이 분비되지 않도록 억제하는 성분이 늙은 호박에 들어 있다.

늙은 호박에는 이뇨 작용을 돕는 효능만 있는 것이 아니다. 베타카

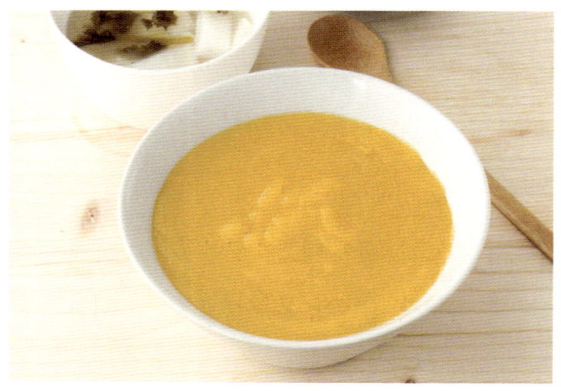

로틴과 칼륨, 섬유질, 비타민C가 풍부하게 들어 있는데, 베타카로틴과 비타민C는 강력한 항암 효과를 내고, 면역력을 강화하고, 뛰어난 항산화 작용으로 노화를 억제하고, 피부를 윤택하게 만들어준다.

늙은 호박은 크기가 클수록 좋고, 껍질이 단단하고 윤기가 나고 색깔은 담황색을 띤 것이 최상이다. 일반적으로 호박죽이나 호박즙으로 많이 먹는데 호박범벅, 호박떡으로 먹어도 좋다. 특히 늙은 호박은 찹쌀가루와 궁합이 잘 맞아 죽으로 만들어 먹으면 효과를 배가시킬 수 있다.

: 호박죽 만들기

재료 • 늙은 호박 300g, 물 3컵(600ml), 찹쌀가루 3큰술(30g), 소금 1/2작은술(2g), 설탕 1큰술(10g)

① 늙은 호박 껍질을 벗기고 숟가락으로 씨를 긁어낸다. 늙은 호박 껍질은 감자 깎는 칼로 깎으면 쉽게 벗길 수 있다.

② 껍질을 벗긴 늙은 호박을 가로, 세로 2cm 크기로 썰어 물 2컵을 넣고 익을 때까지 끓인다.
③ 익힌 늙은 호박과 늙은 호박 삶은 물을 믹서기에 넣고 곱게 간다.
④ 볼에 찹쌀가루와 물 1컵을 넣고 잘 섞는다.
⑤ 냄비에 곱게 간 늙은 호박과 물에 풀어놓은 찹쌀가루를 넣고 주걱으로 저어주며 끓인다.
⑥ 찹쌀가루가 익으면 소금과 설탕으로 간한다.

호박즙 만들기

재료 • 늙은 호박, 물

① 늙은 호박 껍질을 벗기고 씨를 숟가락으로 긁어낸다. 건더기를 걸러낼 것이므로 좀 큼직한 크기로 자른다.
② 찜통에 늙은 호박을 넣고 호박이 완전히 잠길 때까지 물을 붓는다.
③ 중간 불에서 2시간 이상 끓인다.
④ 다 끓이면 가는 체나 천으로 건더기를 걸러낸다.
⑤ 즙은 냉장 보관해야 오래 두고 먹을 수 있다.

 팥

팥은 우리에게 아주 친숙한 곡물이다. 우리가 흔히 먹는 음식 중 팥이 들어간 음식은 상당히 많다. 달콤한 팥죽으로도 많이 먹고, 밥을 지을 때도 팥을 종종 넣고, 빵을 만들 때도 팥을 많이 사용한다. 더운 여름 즐겨 먹는 빙수에도 팥은 단골 주재료이다.

팥은 단백질이 21%나 들어있는 곡물로도 유명하지만 쌀에 비해 비타민 B1이 4배나 많다. 비타민B1은 신경계를 안정시키고, 신경 기능을 강화해 자율신경계가 약해졌을 때 도움이 되는 영양소이다. 그래서 만성피로, 신경과민, 집중력 저하 등 자율신경계의 조절능력이 떨어져 발생하는 자율신경실조증을 치료하는 데 효과가 있다.

크게 보면 소변을 조절하는 것도 자율신경계의 범주에 속한다. 하지만 수독이 많이 쌓여 있을 때는 좀 더 적극적으로 소변을 배출할 필요가 있다. 팥에는 이뇨 작용을 돕는 칼륨이 풍부하다. 보리나 현미, 수수보다 적게는 3~4배, 많게는 5배 이상 칼륨이 더 들어 있다. 이 칼륨은 소변을 시원하게 볼 수 있도록 도울 뿐만 아니라 나트륨과 결합해 나트

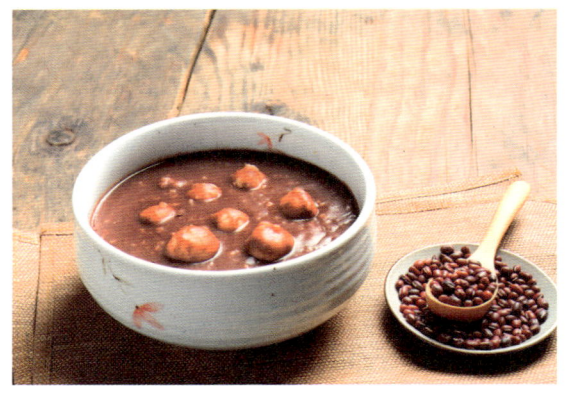

륨을 소변을 배출하도록 하므로 부종을 없애고 혈압을 낮춰준다.

비타민B1이 팔, 다리에 신경염이 생겨 붓고 아픈 각기병을 치료하는 데 효과가 좋은 것은 당연한 일이다.

팥의 붉은 껍질에는 사포닌이 많이 들어있는데, 사포닌도 체내의 수분을 조절해 이뇨작용을 돕는다. 또한 콜레스테롤 수치를 낮춰주고, 간의 지방을 분해해주어 수독뿐만이 아니라 열독을 비롯한 다른 독들을 해독하는 효능이 있다.

팥은 붉은색이 짙고 윤기가 나며 껍질이 얇은 것이 좋다. 팥을 어떻게 조리해 먹어도 좋지만 즙이나 죽을 만들어 먹으면 더 큰 효과를 기대할 수 있다. 다만, 팥은 성질이 서늘하기 때문에 배가 냉한 사람에게는 맞지 않다.

: 팥 즙 만들기

재료 • 팥, 물

① 팥을 깨끗이 씻어 하룻밤 정도 담가둔다. 팥과 물의 비율은 1:5 정도가 적당하다.
② 팥과 팥을 담가두었던 물을 냄비에 옮겨 담고 센 불로 끓이다가 끓기 시작하면 중불로 뭉근하게 끓인다.
③ 팥이 말랑말랑하게 익으면 불을 끈다.
④ 팥을 체에 걸러 물만 따로 담아 냉장 보관한다. 삶은 팥도 버리지 말고 팥 즙을 마실 때 조금씩 함께 먹으면 좋다.

ː 팥죽 만들기

재료 • 팥 2컵, 물 20컵, 불린쌀 1컵, 소금, 찹쌀가루

① 팥을 깨끗이 씻어 물을 넣고 푹 끓인다.

② 팥이 푹 퍼질 정도로 익으면 체에 거르거나 믹서에 간다.

③ 찹쌀가루에 소금을 약간 넣고 뜨거운 물을 조금씩 넣어 익반죽 한 후 새알을 만든다. 새알은 지름 1cm 정도가 적당하다.

④ 냄비에 불린 쌀을 넣고 물을 붓고 끓이다가 어느 정도 쌀이 익으면 갈아놓은 팥을 넣고 바닥에 눌어붙지 않도록 저어가며 끓인다.

⑤ 팥과 쌀이 어우러지면 새알을 넣고 끓인다. 새알이 위로 동동 떠오르면 다 익은 것이다.

우엉

한의학에서는 사람의 하반신을 식물의 뿌리와 비슷한 것으로 보고 있다. 그런 관점에서 본다면 뿌리채소(근채류)는 하반신에 위치한 신장이나 방광과 합이 잘 맞는다. 뿌리채소가 하초에 해당하는 신장이나 방광의 건강에 도움이 된다는 근거도 여기에 있다.

뿌리채소는 대부분 신장이나 방광에 좋지만 그중에서도 특히 우엉은 신장을 도와 이뇨작용을 하는 효과가 뛰어나다. 우엉에는 당질의 일종인 '이눌린'이라는 성분이 있는데, 이 성분이 이뇨작용을 촉진한다.

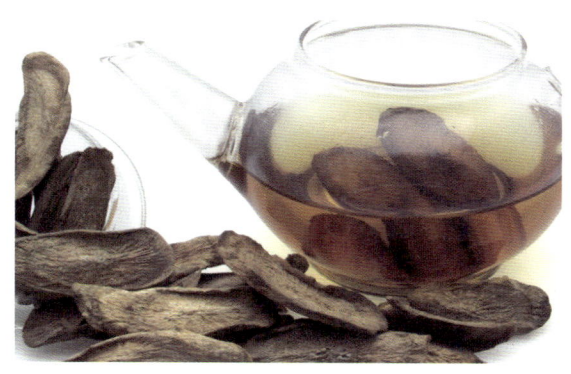

또한 이눌린은 당질이지만 체내에 흡수가 안 되고 오히려 혈당을 낮추는 데 도움이 되기 때문에 천연 인슐린으로도 불린다. 우엉 껍질에는 사포닌이 풍부한데, 이 사포닌 또한 이뇨작용을 하는데 도움이 된다.

이처럼 우엉은 이뇨작용을 도와 수독을 효과적으로 없애는 데 도움이 되는 뿌리채소이다. 수독을 없애려면 소변을 잘 보는 것 못지않게 대변을 잘 보는 것도 중요하다. 우엉은 배변을 촉진시켜 변비를 예방하는 효능도 있다.

우엉은 조림으로 만들어 반찬으로 먹거나 밥을 할 때 넣어 먹어도 좋지만 차로 만들어 물 대신 마셔도 괜찮다. 우엉차를 만드는 방법은 생각보다 쉽지 않지만 한 번 재료를 만들어두면 마실 때마다 간단히 끓여 먹을 수 있다.

: 우엉차 만들기

재료 • 우엉 1kg, 식초 1큰술, 물 약간

① 우엉은 껍질을 벗긴 다음 적당한 크기로 자른다. 너무 크게 자르면 말리는 데 시간이 많이 걸리므로 약 2~3cm 크기로 자른다.

② 자른 우엉을 식초물에 담갔다 물기를 제거한 후 채반에 널어 바싹 말린다.

③ 말린 우엉을 중약불에서 갈색이 될 때까지 볶는다. 이때 우엉이 타지 않도록 주의해야 한다.

④ 볶은 우엉을 보관해두었다 녹차를 우리 듯이 컵에 우엉을 넣고 뜨거운 물로 우리거나 주전자에 넣어 끓여 마신다.

검은콩

단순히 이뇨 작용을 촉진해 소변을 많이 보게 하는 것으로는 수독을 근본적으로 없애기 어렵다. 수분대사를 관장하는 신장이 정상적으로 기능해야 또 다시 수독이 쌓이지 않도록 할 수 있다. 그런 의미에서 검은콩은 한편으로는 신장의 기운을 돋우면서 이뇨작용을 촉진하는 좋은 음식이다.

한의학에서는 오색五色을 오행五行에 배속하므로 검은색은 수水에 해당한다. 또한 수와 연결되는 장부는 신장과 방광이다. 한의학에서뿐만

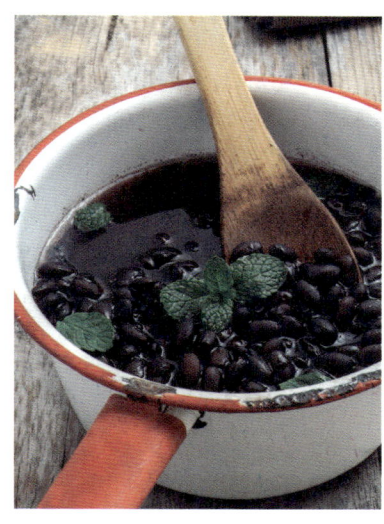

아니라 서양의학에서도 검은콩이 신장 기능을 회복하는 데 도움이 된다는 것을 입증하는 연구결과가 많다.

검은콩에는 몸에 좋은 성분이 풍부하게 들어 있는데, 그중에서도 '안토시아닌'이 대표적인 성분이다. 안토시아닌은 검은콩의 색깔을 만드는 검은 색소인데, 노화를 촉진하는 몸에 나쁜 활성산소를 없애주는 강력한 항산화 기능을 한다. 안토시아닌으로 인해 신장을 비롯한 장기들이 빨리 늙지 않고, 혈관의 노화도 막아주어 동맥경화증을 예방할 수 있다.

또한 검은콩에는 칼륨이 풍부하다. 칼륨은 수분을 몸에 잡아주는 나트륨과 결합해 소변으로 배출되도록 돕는 영양소이다. 콩에는 레시틴, 이소플라본과 같이 콜레스테롤의 증가를 억제하고 기혈순환을 도와 신장 기능을 회복하게 만들어주는 성분들도 풍부하다.

검은콩은 밥에 넣어 먹거나 콩자반으로 만들어 먹어도 좋지만 물에 담가 우린 콩물도 효과가 좋다. 검은콩을 불린 물에 물을 더 붓고 20~30분간 끓여 검붉게 우러난 콩물을 먹고, 콩은 밥을 지을 때 얹어서 먹거나 믹서에 갈아 먹으면 된다. 이렇게 하면 안토시아닌 성분을 남김없이 섭취할 수 있다.

:검은콩물 만들기

재료 • 검은콩 1kg

① 검은콩을 하룻밤 동안 불린다.

② 불린 물은 안토시아닌과 수용성 비타민이 함유되어 있으니 버리지 말고 물 1리터를 추가로 더 붓고 끓인다.

③ 약 20~30분 동안 콩이 다 익을 때까지 중간불로 뭉근하게 끓인다.

④ 콩물만 따라 냉장 보관하고, 마실 때마다 한 컵씩 따뜻하게 데워 먹는다.

04

수영하지 말고
걸어라

　수독을 예방하고 없애려면 필요 이상으로 수분을 많이 섭취하지 말고, 신장 건강에 도움이 되고, 이뇨 작용을 활성화시키는 음식을 먹는 것이 좋다. 여기에 빼놓을 수 없는 것이 또 있다. '운동'이다. 수독을 효과적으로 빼고 다시 수독이 쌓이지 않도록 하려면 꾸준한 운동이 필요하다.

　운동은 두 가지 관점에서 중요하다. 우선 운동을 하면 수분대사를 비롯한 신체의 신진대사 및 기혈순환이 활발해진다. 결과적으로 수분이 몸속 어딘가에 정체돼 수독으로 쌓이지 않을 수 있다. 또한 운동을 하면 몸속에 열이 발생하는데, 이 열은 수분을 땀으로 배출하든지, 기체로 증발시켜 수독을 없앤다.

이처럼 운동은 수독을 없애는 데 큰 도움이 된다. 하지만 운동을 하는 데도 기술이 필요하다. 무작정 운동을 열심히 한다고 수독이 빠지는 것이 아니다. 어떻게 운동하느냐에 따라 오히려 수독이 악화될 수도 있으니, 수독이 많은 사람들은 자신에게 좋은 운동을 제대로 된 방법으로 해야 한다.

수영은 조심, 걷기는 OK

흔히 나이와 상관없이 누구나 쉽게 할 수 있는 운동으로 산책, 걷기, 가벼운 달리기, 자전거 타기, 수영 등의 유산소 운동을 손꼽는다. 유산소 운동은 온몸의 큰 근육들을 규칙적으로 움직이는 동작을 반복하면서 몸안에 최대한 많은 양의 산소를 공급시켜 심폐기능을 강화하고 혈관을 튼튼하게 만들어 기혈순환을 돕는 운동이다.

유산소 운동은 대부분 수독을 없애는 데 도움이 된다. 기혈순환이 잘 된다는 것은 수분이 필요한 곳으로 잘 전달되고, 쓰고 남은 불필요한 수분은 몸밖으로 배출된다는 것을 의미하기 때문이다. 하지만 수영은 예외다. 일반적으로 수영은 관절에 부담을 덜 주면서 심폐기능을 강화시켜 주는 좋은 유산소 운동으로 알려져 있지만 수독이 많은 사람에게는 좋지 않은 영향을 미칠 수 있기 때문이다.

수독이 많은 사람은 대체적으로 몸이 차고 냉하다. 몸이 냉하면 기혈순환이 안 돼 수독이 더 쌓일 수 있으므로 가능한 한 몸을 따뜻하게 하는 것이 좋다. 그런데 수영을 하면 가뜩이나 냉한 몸이 찬 물속에서 더욱 냉해지니 조심해야 한다.

물론 수영도 다른 유산소 운동처럼 일정 시간 이상 하면 체온이 올라가고 땀이 난다. 다만 땀이 나는 즉시 물에 씻겨 느끼지 못할 뿐이다. 실제로 수영을 한 후 체중을 재보면 수영 전보다 빠진 것을 확인할 수 있다. 이는 수영을 하는 동안 수분이 빠져나갔음을 의미한다.

그럼에도 여전히 수독이 많은 사람에게 수영은 썩 권할 만한 운동은 아니다. 수영을 해도 땀을 배출해 수독을 없앨 수는 있지만 어디까지나 수독이 없거나 많지 않은 사람에 한한 얘기다. 수영으로 수독을 배출하려면 체온을 올려야 한다. 몸에 열을 나게 해 기혈순환과 신진대사가 활발해져야 하는데, 수독이 많아 몸이 냉한 사람은 체온을 올리기가 쉽지 않다. 원래 몸이 차 체온을 올리려면 시간이 걸리는데, 찬물 속에 있는 동안 체온을 떨어뜨리려는 방해를 계속 받기 때문이다. 이를 극복하려면 강도 높게 수영을 해야 하는데 쉬운 일도 아니고, 무리한 운동은 바람직하지도 않다.

몸에 무리를 주지 않으면서도 수독을 효과적으로 없앨 수 있는 유산소 운동은 '걷기'다. 실내에서 러닝머신을 이용해 걷기 운동을 하든, 밖

⋮ 걷기보다 효과적인 빨리 걷기 ⋮

걷기만큼 좋은 유산소 운동이 없다. 하지만 걷기 운동에 어느 정도 익숙해지면 한 걸음 더 나아가 '빨리 걷기'에 도전해보는 것도 나쁘지 않다. 빨리 걷기는 쉽게 말하면 걷기와 달리기의 장점만을 결합시킨 운동이라 할 수 있다. 사실 달리기는 웬만한 사람은 하기 힘든 운동이다. 꾸준히 운동하지 않은 사람은 5분을 뛰기도 힘들다. 그런 운동을 20~30분씩 지속하기란 쉽지 않다.

빨리 걷기는 다르다. 운동 효과는 달리기 못지않지만 기본은 걷기여서 30분쯤은 너끈히 할 수 있다. 그러면서 걷기보다 수독과 체지방을 빼는 데는 훨씬 효과적이다.

빨리 걷기는 걷기보다 보폭을 조금 더 크게 하고, 속도를 조금 높인다는 것이 다를 뿐이다. 팔은 너무 크지 않게 자연스럽게 흔들면 된다. 팔을 너무 크게 흔들면 상체가 흔들려서 균형이 잡히지 않아 나쁜 걷기가 될 수 있다. 보폭은 적당히 크게 하고, 발은 발뒤꿈치부터 대고, 뗄 때는 엄지발가락 끝으로 땅을 차는 느낌으로 밀고 나간다. 다리 안쪽에는 신경락과 간경락, 비경락이 지나가고 발뒤꿈치에서 위로는 방광경락이 지나간다. 이 네 개의 경락이 강화되면 각 장기들이 더 튼튼해져서 수분대사가 굉장히 원활해진다. 따라서 걸을 때는 다리 안쪽에 더 집중하고 발을 일자로 유지하면서 엄지발가락 위주로 걷는 것이 좋다. 이때 무릎은 완전히 펴지 않는 것이 관절에 좋다. 호흡은 자연스럽게 하되, 복식호흡을 하는 것이 좋다.

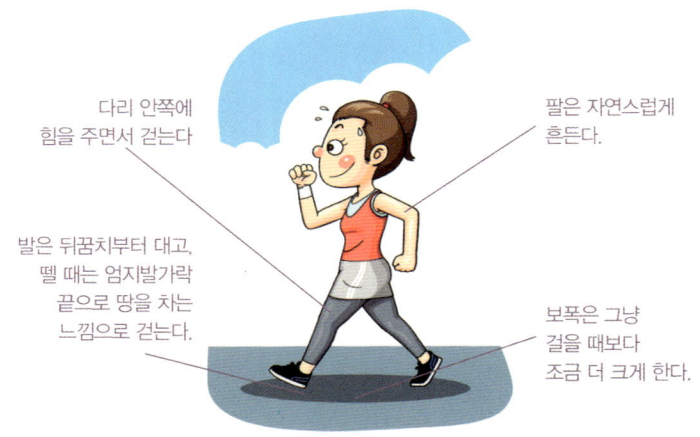

다리 안쪽에 힘을 주면서 걷는다

팔은 자연스럽게 흔든다.

발은 뒤꿈치부터 대고, 뗄 때는 엄지발가락 끝으로 땅을 차는 느낌으로 걷는다.

보폭은 그냥 걸을 때보다 조금 더 크게 한다.

에서 걷기 운동을 하든 다 유효하다. 특히 야외에서 좋은 공기를 마시며 하는 걷기 운동은 정신적 스트레스를 해소하는 데도 큰 도움이 되므로 더욱 좋다. 스트레스 역시 수독을 쌓이게 하는 큰 요인이므로 운동으로 스트레스를 풀고 정신적인 안정감을 갖는 것도 아주 중요하다.

최소한 땀이 날 때까지 운동하라

한 번 운동을 하면 얼마나 해야 할까? 일반적으로 유산소 운동을 할 때는 최소 20~30분은 해야 한다고 말한다. 유산소 운동을 하는 이유 중 하나가 비만의 주범인 체지방을 없애는 것인데, 이 체지방은 운동을 시작한지 최소 10분이 지나야 타기 시작하기 때문이다.

이 10분은 땀이 나기 시작하는 시간과도 거의 일치한다. 주전자에 물을 붓고 불을 켜도 바로 물이 끓지 않는다. 어느 정도 시간이 지난 다음 끓기 시작한다. 우리 몸도 마찬가지다. 운동을 한다고 바로 몸이 뜨거워지지 않는다. 몸속에서 열이 나야 그 열이 땀구멍을 열고, 땀구멍을 통해 땀이 배출되는데, 그러려면 몸이 충분히 예열되는 시간이 필요하다.

보통 약 10분 정도 운동하면 몸에 열이 생기면서 땀구멍이 열리는데, 수독이 많은 사람은 10분이 지나도 아무 반응이 없을 수 있다. 수독이 단단하게 굳어 땀구멍을 막고 있을 때는 더욱 심각하다. 게다가 수독이 많은 사람은 몸이 냉해 예열되는 데 그만큼 시간이 더 걸릴 수밖에 없다. 평소에 운동을 전혀 안 해 땀구멍이 닫혀 있거나 수독이 땀구멍을 꽉 막은 경우 1시간을 걸어도 땀이 나지 않을 수도 있다.

굳이 땀 이야기를 계속하는 이유는 운동을 할 때 땀이 나면 수독을 더욱 효과적으로 없앨 수 있기 때문이다. 땀은 체온을 조절하기 위해 땀샘에서 분비되는 액체다. 운동으로 체온이 올라가면 교감신경이 활성화되면서 땀이 분비된다. 땀은 99%가 수분이지만 이 밖에도 나트륨, 중금속, 노폐물들이 섞여 있다. 결국 땀을 많이 흘리면 그만큼 수독도 많이 없어지는 셈이다.

이왕 운동을 할 것이라면 최소한 땀이 날 때까지 운동하는 것이 좋다. 30분, 1시간 운동했다는 것보다 땀이 났는지의 여부가 더 중요할 수 있다.

수독이 워낙 많아 처음에는 땀이 잘 나지 않던 사람들도 꾸준히 운동을 하면 땀이 나는 시간이 점점 빨라진다. 1시간을 걸어도 이마에 송글송글 땀이 맺히는 것이 고작이었던 사람도 꾸준히 운동을 하면 10분도 채 안 돼 땀이 날 수 있다. 꾸준한 운동으로 땀구멍을 막고 있던 단단한 수독이 풀리면서 그만큼 땀구멍이 빨리 열리기 때문이다.

땀이 나는 양도 달라진다. 처음에는 땀이 나도 흐르지 않던 것이 꾸준히 운동을 하다 보면 어느 순간부터 주체할 수 없을 정도로 땀이 흘러내리는 것을 경험할 수 있다. 이쯤 되면 수독이 다시 쌓일 걱정을 하지 않아도 된다.

🥛 적당한 강도의 운동이 필요하다

꼭 강도 높은 운동을 해야 수독을 없앨 수 있는 것이 아니다. 오히려 너무 강도 높은 운동을 하면 몸에 피로가 쌓여 기혈순환과 신진대사가 저하될 수 있어 좋지 않다. 몸에 무리가 가지 않을 적당한 강도로 운동하는 것이 좋다.

처음 운동을 할 때는 최대심박수 50% 전후의 가벼운 운동부터 시작해야 무리가 없다. 익숙해지면 차츰 강도를 높이되, 최대심박수의 70%를 넘지 않도록 한다.

그렇다면 최대심박수는 어떻게 계산할까? 직접 최대심박수를 측정하는 방법도 있지만 일반적으로 220에서 나이를 뺀 값을 근사치로 본다.

$$\text{최대심박수(HRmax)} = 220 - \text{나이}$$

예를 들어 나이가 50세라면 220-50=170이 최대 심박수가 된다. 이를 기준으로 운동 강도를 계산하면 된다.

좀 더 편하게 적당한 운동 강도를 알 수 있는 방법이 있다. 주관적인 방법이기는 하지만 운동을 할 때 스스로 자각하는 정도를 기준으로 강도를 측정할 수 있다. 보통 강도를 5단계로 나누어 구분하는데, 그 구분은 다음 표와 같다.

강도	호흡을 기준으로 한 자각 정도	심장박동 정도
1	전혀 호흡이 힘들지 않거나 아주 가볍다.	50~60%
2	숨이 깊어지지만 여전히 편안하게 대화를 할 수 있다.	60~70%
3	숨이 차지만 어느 정도 대화가 가능하다.	70~80%
4	숨쉬기가 힘들어 아주 짧은 대화만 가능하다.	80~90%
5	숨이 많이 차고 극도로 힘이 든다. 대화가 불가능하다.	90~100%

| 운동 자각도 |

이중 강도 2나 3 정도가 적당하다. 또는 1에서 시작해 점차 강도를 늘려 숨이 차지만 어느 정도 대화가 가능한 3단계까지 강도를 늘려도 괜찮다.

최소한 주 2~3회 운동이 기본

운동을 하고 싶어도 운동할 시간이 없다는 분들이 많다. 그런 분들 중 평일에는 도저히 운동할 짬을 낼 수 없으니 주말에 몰아서 운동하는 분들이 있다. 주말에 몰아서 6시간을 운동하는 것이나 평일에 매일 한 시간씩 운동하는 것이나 운동하는 시간은 같으니 효과도 같으리라는 계산이다.

한꺼번에 몰아서 운동을 하면 차라리 안 하느니만 못할 수 있다. 적당히 운동을 하면 엔도르핀이 분비되면서 기분이 좋아지고 피로도 풀리지만 운동이 지나치면 피로물질인 젖산이 분비돼 오히려 피로가 가중된다. 우리 몸은 정신적 스트레스 못지않게 육체적 스트레스에도 민감하다. 어떤 형태로든 스트레스를 받으면 정상적인 순환에 제동이 걸린다. 기혈순환이 잘 안 되고, 신진대사가 저하된다. 한마디로 수독이 쌓이기 쉬운 환경이 조성되는 것이다. 운동으로 수독을 없애려다 더 많은 수독을 만드는 격이 된다.

운동은 매일 적당히 하는 것이 가장 좋다. 수독이 어느 날 한꺼번에 몰아서 쌓인 것이 아닌 만큼 운동도 매일 꾸준히 해야 그때그때 쌓이는 수독을 바로 풀 수 있다.

하지만 매일 운동을 하기란 결코 쉬운 일이 아니다. 그렇다면 주 2~3회 정도 운동하는 것이 적당하다. 단 연속으로 2~3일 하는 것이 아니라 2~3일 간격을 두고 운동해야 한다. 운동 효과는 적어도 2일 정도는 지속되기 때문에 2~3일에 한 번씩만 운동해도 효과를 기대할 수 있다.

매일 운동을 할 때도 적어도 일주일에 한 번 정도는 쉬는 것이 좋다. 휴식도 운동의 한 과정이다. 충분한 휴식을 취해야 운동을 더 효과적으로 할 수 있다.

가벼운 근력운동을 더하면 금상첨화

유산소 운동만 열심히 해도 수독을 뺄 수 있다. 유산소 운동으로 기혈순환이 원활해지고 신진대사가 활발해지면 신장을 비롯한 장기들도 충분한 영양 공급을 받아 건강해지는 일석이조의 효과가 있다.

하지만 유산소 운동에 근력운동까지 더하면 그야말로 금상첨화다. 근력운동은 말 그대로 근육을 강화하는 운동이다.

근육이 하는 역할은 다양하다. 근육은 우리 몸을 움직이는 엔진과도 같다. 근육이 없으면 기력이 떨어져 움직이기 힘든 것도 이 때문이다. 팔과, 다리 등 겉으로 보이는 부위뿐만 아니라 오장육부도 근육의 힘에 의해 움직인다. 심장, 위장, 간, 신장, 폐에도 근육이 있어 이 근육이 수축과 이완을 하면서 장기가 활동한다. 따라서 근육이 약하면 장기의 움직임도 저하돼 약해질 수밖에 없다.

무엇보다 근육은 열熱을 만드는 데 기여한다. 외부 온도와 상관없이 우리 몸은 항상 일정한 체온을 유지해야 한다. 보통 외부 기온이 체온 36.5도보다 높은 경우는 드물다. 대부분 체온보다 낮아 열을 뺏앗기기 쉬우므로 체온을 유지하려면 우리 몸은 에너지를 사용해 열을 만들어내야 한다. 우리 몸에 필요한 열을 만드는 가장 큰 역할을 하는 것이 바로 근육이다. 근육은 전체 열중 약 60%에 해당하는 열을 만들어낸다. 근육이 많으면 기초대사량이 높아지는 것도 이 때문이다. 열을 만든다는 것은 곧 에너지를 소모하는 것이므로 근육이 많을수록 에너지를 많이 소모할 수밖에 없다.

　근육이 많아지면 소비하는 수분의 양도 많아진다. 근육의 70%는 수분이다. 흔히 수독을 뺀다고 하면 근육에 포함되어 있는 수분까지 없앤다고 오해하는데 그렇지 않다. 근육에 스며 있는 수분은 꼭 필요한 진액이다. 근육에 진액이 부족하면 탄력이 없고, 움직임이 부드럽지 않다. 따라서 근육이 많아지면 필요로 하는 수분의 양도 많아져 그만큼 남아돌아가는 수분이 줄어들게 된다. 이처럼 근육은 수독을 예방하고 없애는데 직·간접적으로 많은 역할을 하기 때문에 적당한 근력운동을 하는 것이 좋다.

　근력운동은 아령이나 탄력밴드와 같은 도구를 이용해서 할 수도 있고, 맨손으로도 얼마든지 할 수 있다. 다만 근력운동은 올바른 방법으

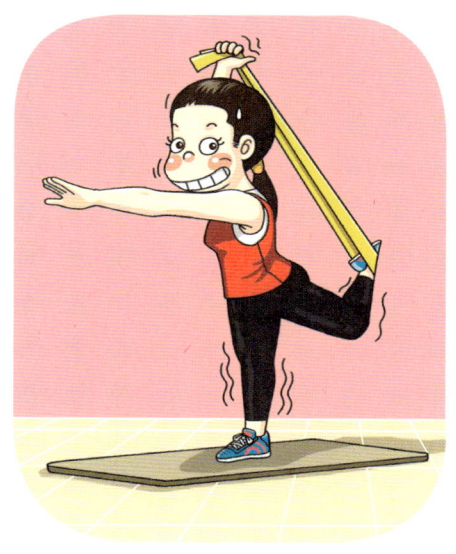

로 하는 것이 중요하다. 잘못된 방법으로 운동하면 근육을 다칠 위험이 커진다.

근력운동은 주2회 정도 하는 것이 적당하다. 처음에는 무리하지 말고 가벼운 운동부터 시작해 조금씩 강도를 높여야 안전하다. 또한 근력운동은 하루에 상체와 하체 운동을 다 할 수도 있지만 상체와 하체를 나눠 따로 할 수도 있다. 매일 운동을 할 때는 상체와 하체를 따로 하는 것이 좋다. 근력운동은 한 번 하면 하루 정도 충분히 근육이 쉴 수 있는 시간을 주어야 효과적으로 운동할 수 있기 때문이다.

05

스트레스가 수독을 부른다

　수분을 조절하고, 수독을 부르는 잘못된 식사습관을 바꾸고, 운동을 열심히 하는 것만으로도 상당 부분 수독을 예방하고 없앨 수 있다. 하지만 이것이 전부가 아니다. 수독은 잘못된 생활습관에 의해 만들어진다. 식사습관과 운동 외에도 일상적인 생활 자세와 잠자는 습관도 다 수독에 영향을 미친다. 스트레스도 수독과 밀접한 관련이 있다.

　수독을 효과적으로 예방하고 없애려면 이런 일상의 습관들까지도 다 점검해야 한다. 자기도 모르는 사이에 반복하는 잘못된 작은 생활습관만 바로 잡아도 수독이 쌓일 위험이 현저히 줄어든다.

🥛 일상생활에서 많이 움직이는 것이 최고의 운동

예전에 비해 수독으로 고생하는 분들이 대폭 늘어난 이유는 일단 물이 건강에 좋다고 알려지면서 과도하게 물을 마시는 사람들이 많아졌기 때문이다. 이와 더불어 신장을 중심으로 한 수분대사가 원활하지 않은 것도 중요한 이유인데, 이는 활동량과 관계가 있다.

우리 몸은 가만히 있으면 각종 순환장애가 발생한다. 기혈순환은 말할 것도 없고, 수분대사와 각종 신진대사에도 제동이 걸린다. 무릎을 꿇고 오래 앉아 있으면 다리가 뻣뻣해지고 저린 것도 이런 이유 때문이다. 고정된 자세로 있는 동안 기와 혈이 순환되지 못하고 정체되어 있으면서 생기는 현상이다.

수분대사도 마찬가지다. 사무직에 종사하는 사람들 중에는 하루 종일 의자에 앉아 일하다 보면 퇴근할 무렵 다리가 퉁퉁 붓는 사람들이 꽤 많다. 이 또한 순환의 문제다. 원래도 중력 때문에 발까지 내려간 기와 혈이 다시 심장을 향해 올라오기는 쉽지 않다. 그나마 몸을 움직이면 순환이 되는데, 고정된 자세로 가만히 있으면 정체되기 쉽다. 그래서 오래 앉아 있으면 다리가 붓는다.

순환장애로 수분이 정체되지 않게 하려면 많이 움직이는 것이 최상이다. 따로 시간을 내서 제대로 운동하는 것보다 일상생활에서 끊임없이 움직여 같은 자세로 있는 시간을 최소화하는 것이 더 중요하다. 특히 의자나 바닥에 오래 앉아 있는 자세는 아주 좋지 않다. 엉덩이와 허벅지가 눌리면서 가만히 서 있을 때보다 기혈순환을 방해하기 때문이다.

ː 많이 움직이기 위한 7가지 습관 ː

① 대중교통을 이용한다.
② 엘리베이터 대신 계단으로 오르내린다.

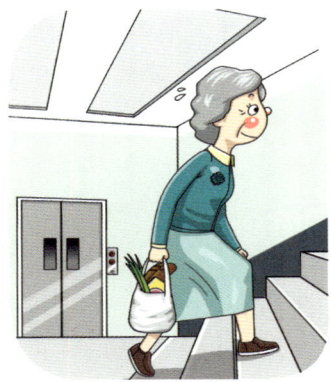

③ 1시간 이상 같은 자세로 있지 않는다.
④ 식사 후 바로 자리에 앉거나 눕지 않는다.
⑤ 리모컨 사용을 자제한다. TV 리모컨을 멀리 하고, 직접 TV로 가서 조작하는 것도 운동이다.
⑥ 시간 날 때마다 가벼운 스트레칭을 한다.
⑦ 가까운 거리는 가능한 한 걷는다.

일상생활에서 활동량을 늘일 수 있는 방법은 많다. 조금 불편하게 살면 된다. 자가용을 버리고 버스나 지하철과 같은 대중교통을 이용하는 것만으로도 활동량은 대폭 늘어난다. 직장인이라면 점심식사를 한 후 바로 사무실에 돌아오거나 커피숍에서 차를 마시면서 시간을 보내는 대신 사무실 주변을 산책하는 것도 좋다.

일을 할 때는 몰입해야 하지만 최소한 1시간에 한 번쯤은 고정된 자세를 바꾸고, 가능한 한 가벼운 스트레칭을 해주도록 한다. 그래야 수분이 정체되지 않는다.

이 밖에도 일상생활에서 많이 움직일 수 있는 방법은 많다. 각자가 처한 환경에서 쉽게 할 수 있는 방법들을 찾아 시도해볼 것을 권한다. 하루 종일 자세 변화도 없이 가만히 있다 저녁에 30분~1시간 정도 운동을 하는 것보다 틈날 때마다 꾸준히 움직여주는 것이 더 효과적이다.

스트레스를 풀어야 수독도 풀린다

현대인들은 누구나 끊임없이 크고 작은 스트레스에 시달리며 산다. 이 스트레스 또한 수독을 가중시키는 심각한 요인이다. 스트레스 역시 만병의 원인이라 해도 무방할 만큼 우리 몸의 균형을 깨뜨려 각종 질병을 일으킨다.

스트레스를 받았을 때 갑자기 뒷목이 뻣뻣해지면서 머리가 아프거나 마음이 안정이 안 돼 불안하거나 몸 여기저기가 정체모를 통증으로 쑤시고 아픈 경험을 해 본 적이 있을 것이다. 기분상 그렇게 느끼는 것이 아니다. 실제로 스트레스는 우리 몸의 정상적인 순환을 방해해 여러 가지 문제를 일으킨다.

우리 몸은 기와 혈이 아무 문제없이 잘 순환될 때 아프지 않고 건강하다. 그런데 스트레스를 받으면 화가 나게 되고 화가 나면 가장 먼저 간과 심장이 과열된다. 심장박동이 빨라지고, 혈관이 수축되어 혈압을 올려 기혈순환을 방해하는 데 크게 일조한다. 기혈순환이 원활하지 않으면 어혈이 발생하게 되고, 이 어혈을 없애는 간과 신장에 무리가 간다. 그렇게 되면 수분대사는 물론 각종 대사에 장애가 발생하면서 수독과 더불어 각종 독소들이 쌓일 수밖에 없다.

결국 수독이 쌓이지 않게 하려면 스트레스가 쌓이지 않도록 조심해야 한다. 스트레스를 아예 받지 않고 살기란 현실적으로 불가능하다. 정도의 차이는 있겠지만 스트레스를 받지 않는 사람은 아마 한 명도 없을 것이다.

문제는 스트레스 자체가 아니라 스트레스를 받았을 때 어떻게 관리하는가이다. 똑같이 스트레스를 받았어도 어떤 사람은 금방 스트레스를 풀고 언제 그랬냐는 듯이 활기차게 보내는 한편 어떤 사람은 스트레스로 인해 몸과 마음이 힘들어 어쩔 줄 몰라 한다. 왜 이런 차이가 나는 것일까? 스트레스를 관리하는 능력이 다르기 때문이다. 스트레스가 쌓여도 그때그때 적절한 방법으로 스트레스를 풀어주면 큰 문제가 없다.

스트레스를 푸는 방법은 사람마다 다르다. 어떤 사람은 맛있는 음식을 먹으면 스트레스가 풀리고, 어떤 사람은 노래방에 가서 있는 힘껏 노래를 부르면 스트레스가 풀린다고 한다. 조용히 명상을 하거나 산책을 하면서 스트레스를 푼다는 사람들도 있다. 따뜻한 물에 샤워를 하거나 목욕을 하면 긴장됐던 몸이 이완되면서 스트레스가 완화되기도 한다.

어떤 방법으로 스트레스를 풀던 상관없다. 어떤 방법이던 자기가 좋아하고 맞는 방법으로 스트레스를 푸는 것이 중요하다.

충분한 수면이 해독을 돕는다

수독이 많이 쌓인 사람은 자고 일어나면 몸이 붓는다. 당연한 일이다. 잠을 잘 때는 오장육부를 비롯한 모든 신체기관 또한 잠을 자기 때문에 신진대사가 원활할 수가 없다. 신진대사의 일종인 수분대사도 마찬가지다. 최소한의 수분대사만 이루어지니 자는 동안 수분이 더 처리가 안 돼 몸이 붓는 것이다.

그렇다면 잠을 자지 않거나 잠자는 시간을 최대한 줄여 활동하는 시간을 늘리면 신진대사가 활발해져 수독을 없애는 데 도움이 될까? 절대 그렇지 않다. 잠을 충분히 자지 않으면 신진대사 기능이 점점 떨어진다.

아무리 좋은 기계도 쉴 새 없이 돌려대면 고장이 난다. 기계도 최상의 상태를 유지하며 오래 쓰기 위해서 적절히 쉬게 하고 정비를 하는데, 사람은 더 말할 것도 없다. 충분한 수면을 통해 지친 몸과 마음을 회복하지 못하면 금방 몸의 균형이 깨져 각종 질병의 공격을 받는다.

수면은 단순한 휴식이 아니다. 생명을 유지하고 활동하는 데 꼭 필요한 과정이다. 포유류의 경우 신진대사가 빠른 동물일수록 수면 시간이 길다는 연구결과가 있다. 이는 수면이 신진대사를 하는 데 그만큼 중요한 역할을 한다는 것을 의미한다.

우리 몸은 자는 동안 휴식만 취하는 것이 아니다. 인체는 자는 동안 많은 독소들을 해독하고, 조직을 성장시키고, 손상된 조직이 있으면 복구한다. 병이 났을 때 잠을 잘 자면 회복 속도가 빨라지는 것도 이런 이유 때문이다. 수독이 많은 사람도 자는 동안 약해진 신장이 기능을 회복할 수 있으므로 숙면이 꼭 필요하다. 낮에 활동양이 많을수록, 음식을 많이 먹을수록 노폐물이 많아지는데, 노폐물이 많으면 해독해야 할 시간이 길어지기 때문에 잠을 충분히 자야 한다.

충분한 수면 시간은 사람마다 조금씩 다르지만 일반적으로 하루 7~8시간이 적당하다고 보는 의견이 많다. 총 수면시간보다 숙면이 더 중요하다고 말하는 사람들도 있다. 3~4시간을 자더라도 숙면을 취해 정신적, 육체적으로 활동하는 데 무리가 없으면 괜찮다고 주장한다. 전혀 틀린 말은 아니다. 꼭 하루에 7~8시간을 자지 않더라도 깨어 있을 때 피곤하지 않고 잘 활동할 수 있으면 괜찮다.

성장기 아이들은 낮 동안 활동하면서 생긴 노폐물을 제거해야 하기도 하지만, 조직과 장기들이 성장하기 때문에 잠이 많다. 갓난아기들은 하루 종일 잔다고 해도 과언이 아닌데 몸 구석구석 모두 성장하고 있기 때문이다. 반면, 나이가 들수록 잠이 줄어든다. 성장해야 할 조직과 장기도 없으며, 활동량이 적고 노폐물의 양도 적어서 그렇다.

충분한 수면 시간이 얼마가 되었든, 매일 그 시간 동안 잠을 자야 우리 몸은 최상의 상태를 유지할 수 있다. 충분한 수면 시간은 일종의 '빚'과 같아서 만약 어느 날 하루 잠이 부족했다면 다음날 어떤 형태로든 부족한 잠을 보충해야 한다. 전날 밤 잠을 설쳤을 때 낮에 깜빡깜빡 조는 것도 이런 보상작용과 관계가 있다.

충분한 수면이 결과적으로 신진대사를 활성화해 수독을 없애는 데

ː 숙면을 취하기 위한 생활습관 ː

① 정해진 시간에 잠자리에 들고 일어난다.
② 저녁식사는 최소한 잠자기 3시간 전에 마친다. 물이나 음료 등도 포함된다.
③ 커피, 녹차, 홍차 등 카페인이 든 차나 음료는 오후에 섭취하지 않는다.
④ 운동은 가능한 오전 중에 하고 저녁에는 피한다.
⑤ 잠자리에 누워 10분 이상 되었는데도 잠이 오지 않으면 일어나 다른 일을 한다.
⑥ 침실에서는 책을 보거나 다른 일을 하지 않는다. 오직 잠자는 공간으로 생각하는 것이 좋다.
⑦ 낮잠은 20분 내외로 제한하는 것이 좋다.
⑧ 잠자기 전에 스마트폰이나 컴퓨터를 하지 않는다. 전자파가 숙면을 방해한다.
⑨ 잠자리에 들기 전에 따뜻한 물로 샤워한다.
⑩ 잠자리에 들기 전에 명상이나 호흡 등으로 일정한 수면 의식을 갖도록 한다.

도움이 된다는 증거는 비만에서도 찾아볼 수 있다. 비만한 사람들 중에는 의외로 불면증에 시달리는 사람들이 많다. 잠을 잘 못자면 피곤해서 살이 빠질 것 같은데, 거꾸로 살이 찌는 이유는 불면증으로 신진대사가 저하되기 때문이다. 신진대사 기능이 저하되면서 기초대사량이 낮아지고, 그로 인해 많이 먹지 않아도 살이 찌는 악순환이 되풀이된다. 수독이 많은 사람 중 표준 체중보다 많이 나가거나 비만한 사람이 많은 것은 결코 우연이 아니다.

언제 잠을 자는가도 중요하다. 하루 중 아무때나 자면 되는 것이 아니다. 숙면을 취할 수 있는 최적의 시간이 있다. 일반적으로 가장 좋은 수면 시간대는 밤 10시~새벽 2시다. 이 시간에는 다른 장기들은 모두 휴식을 취하고, 간과 신장이 가장 왕성하게 활동하기 때문에 가능한 한 이 시간에 잠을 자는 것이 좋다.

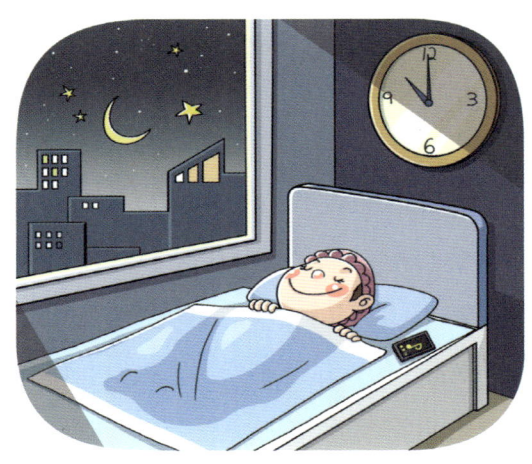

족욕과 반신욕을 생활화 한다

한의학에서는 '두한족열頭寒足熱'이라는 말이 있다. 머리는 차고 발은 따뜻하다는 것으로, 이런 상태일 때 우리 몸은 최적의 건강상태를 유지할 수 있다고 본다.

하지만 현실은 반대인 경우가 많다. 열은 기본적으로 위로 올라가고, 물은 아래로 내려가는 성질이 있다. 그러다 보니 차가워야 할 머리는 더 뜨거워지고, 따뜻해야 할 발은 더 차가워지는 경우가 비일비재하다.

더 큰 문제는 위는 뜨겁고 아래는 차가워지면 전체적인 순환에 장애가 생긴다는 것이다. 기혈순환이 잘 안 되고, 신진대사와 수분대사가 저하되면서 수독이 쌓이기 쉬운 환경이 조성된다.

수독을 없애려면 차가운 기운을 위로 올리고, 뜨거운 기운을 아래로 내려 순환이 잘 되도록 해야 한다. 한의학에서는 이를 '수승화강水昇火降'이라고 하는데, 이는 곧 한의학의 기본 치료법이나 매한가지다. 일상생활에서도 두한족열, 수승화강을 할 수 있는 방법이 있다. '족욕'과 '반신욕'이 그중 하나다. 족욕과 반신욕은 방법은 조금 차이가 있지만 상대적으로 체온이 낮은 하체나 발을 따뜻하게 함으로써 기혈순환을 활성화한다는 공통점이 있다.

기혈순환을 촉진하고 신진대사를 높인다는 것 외에도 족욕과 반신욕은 땀을 배출하는 데 좋다. 족욕과 반신욕을 한다고 땀이 날까 싶겠지만 해 본 분들은 안다. 신진대사가 활발해지면 땀이 생각보다 잘 난다. 땀을 흘리면 그만큼 수독이 많이 빠지는 것이므로 일석이조가 따로 없다.

족욕은 42℃ 정도에서 약 15~30분간 하는 것이 좋다. 물이 식으면 뜨거운 물을 더 부어 온도를 유지해야 효과를 극대화시킬 수 있다. 그냥 순수한 물로 해도 좋지만 수독이 많아 발이 지나치게 찬 사람은 뜨거운 성질을 가진 생강을 하나 갈아 넣어도 괜찮다. 요즘에는 일정한 온도를 유지해 편하게 족욕을 할 수 있는 기구들도 많이 나왔지만 굳이 그런 기구가 없어도 얼마든지 집에서 쉽게 족욕을 할 수 있다는 것이 매력이다.

반신욕도 수독을 없애는 데 도움이 된다. 반신욕은 38~40℃의 온도로 10~30분 정도 하면 된다. 너무 오래 하면 오히려 피로해질 수 있으

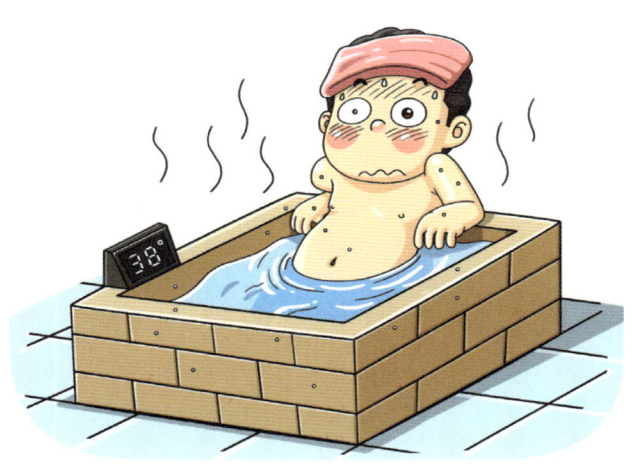

므로 30분 이내로 제한하는 것이 좋다.

  족욕이든 반신욕이든 몸에 열이 많은 사람들은 금방 머리에 열이 차서 얼굴이 벌개지고 가슴이 답답해지는 경우가 있으니, 물 온도를 조금 낮추거나 짧게 하는 것이 좋겠다. 물론 하지 않는 것이 좋을 수도 있다.

06

수액주사가 독이 된다?

요즘 몸이 피곤하면 수액을 맞는 분들이 점점 늘고 있는 추세다. 수액의 종류는 다양하다. 수액은 크게 기초수액과 영양수액으로 구분할 수 있다. 기초수액은 생명을 유지하는 데 꼭 필요한 성분인 수분, 전해질, 당분 등으로 구성된 생리 식염수와 포도당 수액을 말한다. 영양수액은 음식을 잘 먹지 못하는 환자를 위한 것으로 필수 아미노산과 단백질, 비타민 등의 영양소를 공급하는 수액이다. 기력이 떨어지거나 피곤할 때 주로 맞는 수액은 영양수액이다. 특별한 문제가 없어도 피부 미용을 위해 비타민 주사를 맞는 사람들도 많다.

수액을 꼭 나쁘게 볼 필요는 없다. 하지만 이미 수독이 많이 쌓여 있는 사람이라면 수액을 맞아서는 안 된다. 보통 수술 후에는 불가피하게 수액을 맞아야 하는 경우가 많은데, 수독이 많은 사람은 이마저도 조심해야 한다. 자칫 잘못하면 수독이 더 악화돼 심각한 위험에 처할 수 있기 때문이다.

왜 수액과 수독은 상극인가?

수독이 많다는 것은 이미 몸속에 불필요한 물이 많다는 것을 의미한다. 그런 상태에서 물이나 다름없는 수액을 주사하면 수독이 악화되는 것은 당연한 일이다.

수독이 많은 사람이 물을 많이 마시는 것도 나쁘지만 수액을 맞는 것은 더 나쁘다. 그나마 물은 마시면 위로 들어가 흡수되는 과정을 거쳐 혈액과 합쳐진다. 수액은 다르다. 혈관에 바로 주입하기 때문에 흡수되는 시간이 아주 짧다. 단시간에 몸의 수분량을 늘려 경우에 따라서는 심각한 문제가 생기기도 한다.

평소 잘 알고 지내던 지인의 어머니가 수액을 잘못 맞아 큰 곤욕을 치른 적이 있다. 80대 중반의 고령이었던 그분은 나이는 많지만 지병 없이 건강한 편이었다. 그런데 언제부터인가 숨이 차고 기력이 없다며 평소 잘 다니시던 내과에 영양주사를 맞겠다며 가셨다. 얼마 후 병원에서 연락이 왔다. 어머니가 위독하다며 큰 병원으로 옮기는 중이라고 했다. 깜짝 놀라 병원으로 달려가 보니 어머니는 이미 의식을 잃고 산소호흡기에 의지해 생명을 유지하는 상태였다. 몸은 풍선처럼 부풀어 곧 터질 듯 위태로웠다.

엑스레이를 찍어보니 폐에 물이 꽉 차 있었다. 몸이 풍선처럼 부푼 것으로 보아 폐뿐만 아니라 온몸에 물이 가득 차 있는 듯했다. 병원에서는 이뇨제를 급하게 투여해 물을 뺏고, 다행히 물이 빠지면서 호흡은 정상으로 돌아왔다.

지인의 어머니가 수액을 맞는 도중 극심한 호흡곤란으로 위독한 상황에 처한 이유는 수독이 한몫을 했다. 나중에 검사를 통해 알게 된 것이지만 어머니는 심장판막이 찢어졌고 혈액이 역류돼 폐에 고이면서 숨이 찼던 것이다. 신장 기능도 썩 좋지 않아 수분대사가 원활하지도 않아 몸에 수독이 많은 상태였다. 그 상태에서 혈관을 통해 수액을 집중 투여하자 심장에 무리가 가 역류가 심해지고 폐에 물이 꽉 차게 된 것이다.

게다가 수액을 맞아 심장의 부담이 커지면서 그나마 버티고 있던 심장판막 힘줄이 완전히 끊어져버렸다. 병원에서는 이뇨제로 수분을 빼는 속도보다 혈액이 역류해 폐에 고이는 속도가 더 빠르다며 난감해했다. 그렇다고 무조건 이뇨제를 늘리면 신장이 완전히 망가진다며 약물치료로는 더 이상 방법이 없다며 수술을 권했다. 워낙 고령이라 위험하지만 수술을 하지 않으면 하루하루 숨이 차 고통스럽게 살 수밖에 없다고 했다.

천만다행으로 지인의 어머니는 성공적으로 수술을 받고 지금 잘 회복하고 있는 중이다. 지인의 이야기를 들으면서 참으로 안타까웠다. 수액이 얼마나 위험한지 알았다면 수액을 맞다 의식을 잃지도 않았을 것이고, 심장판막 힘줄이 완전히 끊어져 위험을 감수하고 고령의 나이에 그 어려운 수술을 받지 않았을 것이기 때문이다. 비록 심장판막 힘줄이 조금 끊어져 역류가 되더라도 한약으로 신장에 무리를 주지 않으면서 수독을 빼면 편안하게 호흡할 수 있다.

나이가 많은 어르신들 중에는 기력이 떨어졌을 때 영양주사를 맞는 분들이 많다. 지인의 어머니처럼 심장에 큰 문제가 없더라도 조심해야 한다. 아무래도 나이가 많은 분들은 장기의 기능이 젊은 사람들 같지

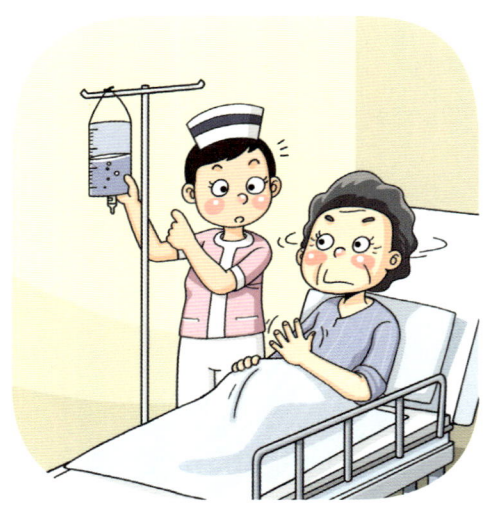

않으므로 혈관을 통해 수액을 맞으면 위험하다. 대사기능이 약하기 때문에 어쩔 수 없이 수액을 맞아야 한다면 최대한 천천히 맞아야 한다. 수독이 많은 사람은 수액이 독이나 마찬가지이므로 그나마도 절대 맞으면 안 된다.

🥛 수술 후 수액은 꼭 필요할까?

수술을 한 후에는 대부분 붓는다. 수액 때문이다. 전신마취를 하고 수술을 하면 수술하는 동안 온몸의 장기와 신체기관이 정지되어 있었기에 수술 직후에는 어느 정도 수액이 필요할 수도 있다. 아직 위와 장이 마취에서 풀려 제 기능을 하지 못하니 필요한 양이나 영양소를 수액으로 공급하는 것은 어쩔 수 없는 일처럼 보이기도 한다.

문제는 꼭 필요한 수액 이외에도 수액을 너무 많이 투여한다는 것이다. 그러면서 생기는 부작용도 만만치 않다. 양약은 대부분 하나의 증상을 치료하면 또 다른 부작용을 낳는다. 그래서 하나를 해결하면 다른 문제가 발생해 그 문제를 해결하기 위해 또 다른 수액을 주는 경우가 많다.

후배가 지주막하출혈로 병원에 입원했던 적이 있다. 지주막하출혈은 뇌졸중 중 혈관이 터져 생기는 뇌출혈에 해당한다. 보통 혈관이 막혀 생기는 뇌경색보다 예후가 안 좋은데, 다행히 후배는 상태가 괜찮았다. 보통 뇌출혈은 사지마비가 될 확률이 90%에 가까운데 후배는 중환자실에 있는 동안 마비가 다 풀렸다. 놀란 마음을 쓸어내리며 일반실로 옮긴 후배는 보는 순간 깜짝 놀랐다. 중환자실에 있을 때도 면회를 했었는데, 그때는 머리가 그렇게 부어 있지 않았다. 그런데 머리 한쪽이 누가 봐도 확연히 알 수 있을 정도로 많이 부어 있었다. 옆에서 후배를 지키던 후배 부인에게 왜 이렇게 되었느냐고 물었다.

혈관이 터진 부분을 수술한 후 다른 부위에 혈관이 막힌 것 같은 소견이 보여 혈관을 뚫는 시술을 하려 했는데, 막힌 게 아니라 좁아져 있는 상태에서 수액 양을 두 배로 늘려 혈관을 넓히는 중이라고 했다. 뇌출혈이 있었던 환자라면 수액을 늘려 혈관을 넓히면 또 혈관이 터질 위험이 있다. 그렇지만 일단 좁아진 혈관을 넓히는 게 중요하다고 생각하며 애써 이해하려 노력했다.

그런데 수액양이 많아지니 혈관을 흐르는 혈액의 양도 많아져 혈압이 올라갔다. 병원에서는 혈압을 낮추기 위해 혈압약을 투여했다. 그러면서 수액의 양은 점점 더 늘었고, 머리뿐만 아니라 배와 다리도 물이 차 퉁퉁 부었다.

후배 부인에게 꼭 필요한 수액 외에는 환자에게 투여하지 않도록 하라고 설득했다. 후배 부인은 병원에서 알아서 하는데, 수액을 줄여 달라고 말하기가 어렵다고 주저했다. 그런 후배 부인에게 이대로 두면 부종이 더욱 심해지고, 회복하는 데도 도움이 안 된다며 계속 조언했고, 부인은 내 말을 들어주었다.

수액을 최소화시킨 후 후배의 부종은 눈에 띄게 좋아졌다. 수액량을 최소화했다고 회복 속도가 늦어진 것도 아니다. 오히려 붓기가 빠지면서 몸이 빠르게 균형을 찾아 정상화되는 듯이 보였다.

수액은 꼭 필요한 경우에만 맞아야 한다. 특히 영양수액은 무의미하다. 혈관으로 영양수액을 맞으면 단백질, 아미노산, 비타민과 같은 영양소가 바로 몸에 흡수되어 빠르게 효과가 나타난다고 믿는데, 확실한 근거는 없다. 영양수액에 의존하는 것보다 균형 잡힌 식사를 맛있게 하는 것이 훨씬 낫다.

◇ 당신은 언제나 옳습니다. 그대의 삶을 응원합니다. - **라의눈 출판그룹**

초판 1쇄 | 2016년 8월 11일
　 2쇄 | 2016년 9월 1일

지은이 | 최용선
펴낸이 | 설응도
펴낸곳 | 라의눈

편집주간 | 안은주
편집장 | 김지현
기획편집팀장 | 최현숙
기획위원 | 성장현
마케팅 | 최제환
경영지원 | 설효섭

기획 | (주)엔터스코리아 작가세상
디자인 | Kewpiedoll Design
일러스트 | 조규상

출판등록 | 2014년 1월 13일(제2014-000011호)
주소 | 서울시 서초중앙로 29길(반포동) 낙강빌딩 2층
전화번호 | 02-466-1283
팩스번호 | 02-466-1301
전자우편 | eyeofrabooks@gmail.com

이 책의 저작권은 저자와 출판사에 있습니다.
서면에 의한 저자와 출판사의 허락 없이 책의 전부 또는 일부 내용을 사용할 수 없습니다.

ISBN : 979-11-86039-61-8 13510

※ 잘못 만들어진 책은 구입처나 본사에서 교환해 드립니다.
※ 책값은 뒤표지에 있습니다.
※ 라의눈에서는 독자 여러분의 소중한 아이디어와 원고 투고를 기다리고 있습니다.